BOLAS CHI Chinas

BOLAS CHI Chinas

ACTIVE
SU ENERGÍA

Ab Williams

dve PUBLISHING

A pesar de haber puesto el máximo cuidado en la redacción de esta obra, el autor o el editor no pueden en modo alguno responsabilizarse por las informaciones (fórmulas, recetas, técnicas, etc.) vertidas en el texto. Se aconseja, en el caso de problemas específicos —a menudo únicos— de cada lector en particular, que se consulte con una persona cualificada para obtener las informaciones más completas, más exactas y lo más actualizadas posible. EDITORIAL DE VECCHI, S. A. U.

El Acta de Derechos de Autor, Diseños y Patentes de 1988 de Gran Bretaña identifica a Ab Williams como autor de esta obra.

Traducción de Nuria Vives.

ISBN: 978-1-64699-341-3

ÍNDICE

INTRODUCCIÓN

Las bolas Chi chinas, también conocidas como bolas curativas, son fáciles de usar y no requieren de ningún tipo de habilidad física. Puede adquirirlas en muchas tiendas, tanto de comida dietética como de regalos, o también puede hacer que algún amigo se las regale. Los niños pueden utilizarlas para su motricidad y su disciplina, a la vez que la gente mayor puede usarlas para desarrollar y mantener el buen funcionamiento de los órganos vitales. Probablemente los jóvenes encuentren que el hipnotizante movimiento de las bolas Chi chinas les lleva rápida y naturalmente a un estado de meditación en el que la mente se vacía del bullicio diario.

Antes de que existiera el lenguaje escrito, aprendimos a utilizar las herramientas, el fuego y los animales para asegurarnos una buena comida y un refugio seguro donde pasar la noche. Cuando dejamos de dedicar los días exclusivamente a pelear por la supervivencia, ganamos tiempo libre para desarrollar el gusto por los placeres de la vida. El mundo de los oficios, con el uso de los arpones, los martillos y los fuelles, fue un factor determinante en esa evolución. Pero también aprendimos otras maneras de utilizar nuestras manos, aunque no para obtener productos tangibles, sino más bien para expresar belleza, devoción, nutrición, comunidad o la vida interior de todo individuo. Este trabajo con las manos, en cualquiera de sus formas, proporciona satisfacción y sentimiento de autorrealización; las manos juegan un papel esencial en la civilización, ya que hablan en un lenguaje internacional que lo dice todo de una persona.

Las manos son importantes para jugar, como también lo son para las artes esotéricas y la vida espiritual. Muchos de los juegos que actualmente sólo son para niños son vestigios de rituales religiosos que se remontan a los inicios de nuestra civilización. Sin duda, muchos otros juegos fueron inventados para que los jóvenes practicaran y perfeccionaran ciertas habilidades.

Para el observador no iniciado, el uso de las bolas Chi puede parecer un «juego estúpido»: con este libro pretendemos que deje de pertenecer a esta clasificación. Muchos juegos tienen significados mucho más profundos que se han ido olvidando con el tiempo, ya que seguramente tenían su origen en actividades religiosas que con el tiempo se han perdido. A continuación encontrará una serie de juegos que todavía hoy se juegan en todo el mundo.

DADOS Desde tiempos inmemoriales se han atribuido grandes poderes al pelo, dientes y huesos, tanto animales como humanos, y se ha creído que las varas, las sillas y las piedras tenían un papel misterioso en los augurios. A lo largo de la Historia, la gente ha recurrido a las parcas cuando ha necesitado ayuda para tomar una decisión difícil; por ejemplo, se echaban huesos, cáscaras o dados para invocar el consejo de los dioses. Las raíces de las variaciones «modernas» se remontan a unos cinco mil años, por lo que la práctica actual de tirar los dados tiene orígenes mágicos.

JUEGOS CON CUERDAS Las variaciones de este juego se extienden por todo el mundo. Es posible crear figuras divertidas y complicadas, como una cunita o una escalera de Jacob, con un poco de cordel y manos hábiles. Lo más curioso y misterioso es que gente de culturas totalmente distintas realizan figuras exactamente iguales.

BOCHAS Un médico de la antigua Grecia describió, en una de sus obras, un tipo de juego que solían practicar los ancianos. Probablemente fuese el precursor de otro juego, la petanca, al que actualmente se juega en todo el mundo y que es tan saludable.

MIKADO (O JUEGO DE LOS PALILLOS) Se dice que este juego tiene sus orígenes en China. Requiere paciencia, concentración y buen pulso. Originariamente se usaban valiosas piezas de marfil esculpidas, que más tarde fueron sustituidas por palillos de madera de colores. Uno de los jugadores sostiene los palillos en la mano y luego los suelta sobre la mesa o el suelo de manera que caigan de forma aleatoria. El objetivo del juego es coger los palillos de uno en uno sin mover ningún otro.

CANICAS Este juego se remonta a tiempos inmemoriales. Ya se jugaba en el antiguo Egipto y en la Roma precristiana, pero aún hoy se juega en los patios de todos los colegios del mundo.

ROSARIO Los juegos, además de ser divertidos, sirven como preparación para un proceso creativo y para practicar habilidades manuales. En cuanto a lo espiritual y lo esotérico, los grandes y mínimos gestos de manos y dedos pueden provocar un efecto mágico espectacular. Poco a poco, los ejercicios dejaron de ser una actividad mágica para convertirse en elementos de tranquilidad, meditación y concentración, con el uso de objetos o no. Hay que observar el mágico lenguaje de los dedos *(mudras)* de un monje budista zen para entender todo el simbolismo que esta parte del cuerpo aporta a la meditación.

En la vida diaria de un creyente, las manos juegan un papel importantísimo: santiguarse, entrelazar las manos, hacer una cruz en la frente de un niño antes de que se acueste o taparse la cara con las manos durante la meditación son parte de rituales religiosos.

En civilizaciones completamente distintas encontramos formas de meditación idénticas; por ejemplo, para los católicos, la rosa, conocida como la reina de las flores, se convirtió en el símbolo de la Virgen María y de la exaltación de la virginidad, lo que llevó al uso del rosario. Estas cuentas, formadas por 15 bolas grandes y 150 pequeñas, se utilizan para repetir distintas oraciones.

El rosario islámico, el *mishaba* (el objeto que debe honrarse), tiene 33 o 39 cuentas. Los musulmanes practicantes no suelen quitárselo de las manos y utilizan el *mishaba* para pronunciar los «99 nombres de Dios más bonitos». En la actualidad suele decirse un proverbio devoto cada vez que se toca una cuenta. En turco, este rosario se llama *tespih*.

Los rosarios también son de uso frecuente en China y Japón, así como entre los budistas tibetanos, y parece ser que los primeros en utilizarlos fueron los hindúes. Los budistas utilizan las *malas*, rosarios de 108 cuentas característicos de las escuelas del norte o *mahayanas*, que creen en la eficacia de la meditación y la repetición de actividades místicas. Se reza un mantra por cuenta, y los cabos anudados por separado sirven para contar el número de vueltas.

Los budistas suelen completar entre 5 y 20 vueltas en un día. Una vez, un monje budista nos contó que calculaba que había hecho más de dos millones de vueltas, así que es frecuente que las *malas*, tras tanto uso, pierdan su forma redonda y acaben siendo ovaladas.

Cuando las bolas Chi chinas se empezaron a utilizar en la antigua China, se descubrió que, trabajando con las bolas curativas como parte de la meditación, se lograba un equilibrio físico y espiritual que se traducía en una vida más sana.

意念

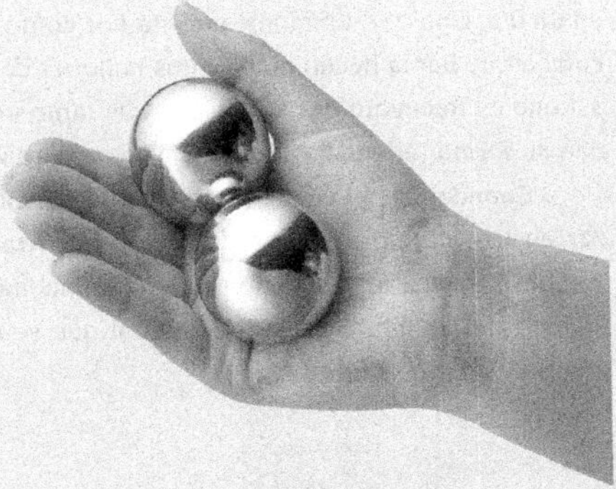

FILOSOFÍA Y MEDICINA CHINA

TAOÍSMO

Para entender cómo funcionan exactamente las bolas Chi chinas, es necesario hacer hincapié en los puntos básicos de la filosofía oriental. Taoísmo viene de la palabra *tao*, que significa simplemente «el camino del equilibrio y la armonía». El camino, y la persona que lo sigue, es esencialmente uno. Hay un dicho en el taoísmo que reza así: si el sabio no emana sabiduría y el santo no emana bondad, ambos pueden ahorrarse las molestias de enseñarlo.

El objetivo principal del taoísmo es lograr el equilibrio entre el yin y el *yang*, las dos grandes fuerzas, los dos polos entre los que todo tiene lugar. Todos los seres vivos forman parte de la naturaleza y, por tanto, del yin y el *yang*. Para explicar las cosas, en el taoísmo suele usarse una paradoja: la simplicidad es necesaria para referirse a la complejidad de la naturaleza humana y del yo; de un modo más conciso: la simplicidad es extraordinariamente complicada.

El taoísmo tradicional, la más intelectual de todas las filosofías, considera todos los aspectos del ser humano, el mental, el emocional y el espiritual, en su totalidad. En el taoísmo, los sentidos no juegan un papel demasiado importante, sino que se consideran instrumentos de una fuerza dinámica fundamental cuya función es la de dar paso a una serie limitada de circunstancias. Los sentidos son una parte muy pequeña del ser, y ni se les considera ni se les ignora, sino que simplemente se les acepta como parte natural del ser humano. Las experiencias provocadas por los sentidos ayudan al desarrollo de la subjetividad. Igual de imposible que es saber si la calidad del agua de todo un río es buena sacando sólo una muestra en un lugar, no es posible obtener una visión global de las cosas por medio de los sentidos.

El anhelo del taoísta por encontrar el equilibrio interior es similar al de las personas que trabajan con bolas Chi chinas. Sólo podrá lograr el equilibrio en su entorno cuando lo haya encontrado en su interior.

乾

YIN Y YANG

El yin y el *yang*, las dos grandes fuerzas, constituyen la materia prima: el yin representa las cualidades más lentas, intuitivas, emocionales y físicas (el cuadrado), y el *yang*, las espirituales, enérgicas e intelectuales (el círculo). El yin y el *yang* son, respectivamente, la pasividad y la actividad, la contención y la productividad, que se equilibran mediante el flujo de energía.

La energía de la eterna interacción entre el yin y el *yang* se llama *qi*. El *qi* (o *ch'i* o *ki*) es la energía de la vida, la fuerza que mueve, guía y controla todo. Sin *qi* no hay vida, y sin vida no hay *qi*. Cuando trabaje con las bolas Chi chinas, hará que el *qi* fluya por su cuerpo con mayor libertad.

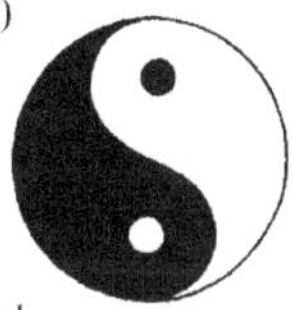

Más adelante, en los apartados de acupuntura, acupresión y reflexología, encontrará las explicaciones para lograrlo mediante la estimulación de las zonas de reflexología y los meridianos, los canales por donde fluye el *qi*.

Aunque el yin y el *yang* están relacionados con lo femenino y lo masculino, considerarlos sólo como estas cualidades no es del todo correcto, pues son únicamente unos aspectos de las fuerzas; es mejor hablar de principios pasivos y activos o de aspectos receptivos y productivos. El yin y el *yang* son elementos indivisibles de un todo, y aquello que es indivisible solamente tiene sentido cuando es en relación con el otro.

Nuestra tarea es buscar el equilibrio, que logramos observando los polos opuestos y entendiendo su significado.

Quizá la primera idea de opuestos complementarios se encuentra en la madre Tierra como oposición al padre cielo. El padre cielo controla el Sol, los truenos, la luz y la lluvia, esenciales para que la madre Tierra crezca y madure, sea fértil y tenga vida. Igual que la luz y la oscuridad, los opuestos se complementan entre ellos y funcionan juntos, aunque pueden llegar a excluirse, e incluso a destruir al otro. De esta manera, los polos opuestos están siempre conectados, y a la vez pueden entrar en conflicto entre ellos. El equilibrio se mantiene cuando descubrimos cómo manejar las dos energías.

Existen infinitas parejas de opuestos (el Sol y la Luna, lo masculino y lo femenino, lo espiritual y lo físico), pero no hay ningún opuesto verdadero en el efecto de estas fuerzas. Cada una contiene elementos de la otra. Este principio queda claramente ilustrado en el símbolo del yin y el *yang* (*véase la página 21*): dentro del círculo, una parte ligeramente coloreada en forma de cometa encima de otra parte oscura, y en cada una, un topo del color contrario.

En una persona equilibrada las cualidades interaccionan armoniosamente, es decir, existe una relación equilibrada entre el yin y el *yang*. Pero la mayoría de las cosas, el agua y el fuego, por ejemplo, pueden ser buenas y malas. Los samaritanos utilizan su energía para ayudar a los demás, mientras que los ladrones emplean la misma fuerza para robar. El yin y el *yang*, en sí, no son ni buenos ni malos, sino que, cuando están en desequilibrio, dan lugar a circunstancias aparentemente negativas.

El cuerpo es un mecanismo en constante adaptación a su entorno, con lo que se asegura que se dan las condiciones biológicas de la existencia en el mundo. La expresión «multiplicidad en la unidad» significa que ninguna parte del cuerpo puede funcionar sin el resto. En la filosofía china, la salud se considera como «totalidad» y la enfermedad es el resultado de una falta, o de un fallo, en la unión de esta totalidad. En Occidente se ha tendido a centrarse en una única causa o hecho, y se dedica mucha energía al «problema», lo que incurre en la debilitación de otras áreas debido a la aplicación radical de energía en una sola; sin embargo, en la filosofía oriental se tiene en cuenta el cuadro completo, y el cambio progresivo por el que el yin y el *yang* se van equilibrando da lugar a resultados más duraderos.

Es posible que cuando trabaje con bolas Chi chinas no note ningún cambio radical, ya que el ejercicio afecta de forma suave en todas las partes del cuerpo a la vez. La práctica regular es la mejor manera de que su cuerpo obtenga un equilibrio entre el yin y el *yang*.

MEDICINA CHINA

La medicina china difiere mucho de la ciencia que conocemos en Occidente. Basada en una tradición precientífica, sus principios son distintos de los de Occidente debido a la gran influencia del yin y el *yang* en la cultura china. En Occidente suele buscarse una causa o una «culpa» mientras que, en la medicina china, los conceptos de causa y efecto por sí solos no juegan un papel predominante en el diagnóstico. Según la filosofía china, todo lo que ocurre es el resultado de una interacción espontánea, una fuerza inherente a la naturaleza de las cosas, aplicable también a la medicina.

En la medicina china existen cuatro tipos de desequilibrios del yin y del *yang* que merecen considerarse en un tratamiento: una insuficiencia de yin, una insuficiencia de *yang*, un exceso de *yang* y un exceso de yin. Cada uno de estos desequilibrios precisa una consideración completamente distinta. El yin (la ladera oscura de la montaña) está relacionado con cualidades como el frío, la calma, la pasividad, lo interior y la oscuridad, mientras que el *yang* (la ladera soleada de la montaña) representa cualidades como el calor, el movimiento, la actividad, lo exterior y la luz.

La teoría de los cinco elementos (metal, agua, madera, fuego y tierra) forma parte también de la terapia médica. Si uno de los elementos no está en equilibrio provocará cierto nivel de desequilibrio en el *qi* del cuerpo, el alma y el espíritu. Evidentemente, el grado de desequilibrio determinará la gravedad de la enfermedad.

Cada uno de los cinco elementos pertenece a una estación concreta: el agua, al invierno; la madera, a la primavera; el fuego, al verano; la tierra, al final del vera-

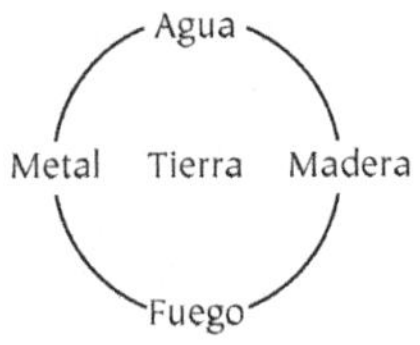

Los cinco elementos

no, y el metal, al otoño. Mientras que la madera y el fuego son predominantemente *yang*, y el metal y el agua, sobre todo yin, la tierra indica el periodo equilibrado entre la fase activa *(yang)* y la de reposo (yin).

La medicina tradicional china ha desarrollado cinco principios relacionados con el yin y el *yang*:

- Todo tiene dos caras, la yin y la *yang*. La parte frontal del cuerpo es considerada yin, mientras que la trasera es la *yang*; además, la parte derecha del cuerpo también es principalmente *yang*, y la izquierda, básicamente yin.
- Todos los aspectos del yin y el *yang* pueden, a su vez, subdividirse en yin y *yang*. Las enfermedades basadas en el calor, la fuerza y la hiperactividad son *yang*, mientras que las caracterizadas por la debilidad, el frío y la falta de actividad son yin. Sin embargo, una enfermedad yin puede revelar algunos aspectos *yang*.
- El yin y el *yang* se crean el uno al otro. Por ejemplo, no es posible referirse a la temperatura sin mencionar los aspectos yin y *yang* del frío y el calor. En una enfermedad, la hiperactividad sólo es significativa si está relacionada con la pasividad.

- El yin y el *yang* se regulan el uno al otro. Si hay un exceso de yin, significa que no hay suficiente *yang*, y viceversa. Una enfermedad con «fuego en el cuerpo» puede deberse a una falta de agua.
- El yin y el *yang* se fusionan, y existen dos tipos de cambios: los progresivos y los repentinos. Un cambio progresivo en una enfermedad se caracteriza por una recuperación gradual del equilibrio gracias al tratamiento. Una fiebre alta *(yang)* conlleva el peligro de un *shock* repentino (yin). Finalmente, cuando el yin y el *yang* se dividen significa el fin de su existencia: el paciente ha muerto.

La medicina es como un cuadro. En todo arte chino, el artista intenta expresar los conceptos de armonía y cambio contenidos en la teoría del yin y el *yang*; visiona un cuadro como si fuera un microcosmos del universo. De la misma forma, un médico chino ve al ser humano como si fuera un microcosmos: si los elementos no están en equilibrio, la persona enferma (el cuadro es feo). La medicina china reconoce y exige el reconocimiento y aceptación de estos elementos para que el médico pueda, de forma sistemática, describir, diagnosticar y tratar la enfermedad.

Basándose en esta antigua tradición, la medicina china ha sido capaz de renovarse por sí misma de forma constante. Todas las dinastías han legado importantes médicos. Gracias a que la medicina china estaba abierta al cambio, y a la observación de los síntomas y de las causas mudables, los médicos podían dedicarse a analizar qué tratamientos funcionaban, cuáles no encajaban y cuáles podían añadirse. Por eso, independientemente del hecho de que sea una tradición con más de dos mil años, la medicina china puede considerarse aún totalmente vigente.

DOCE MERIDIANOS

El *qi (ch'i)* es lo que nos da vida, y la medicina china se basa en el estudio de esta fuerza. En el mundo occidental esta palabra suele traducirse como «fuerza básica», «fuerza de la vida», «energía» o «fuerza vital», pero es difícil entender un concepto que realmente no existe en la filosofía occidental.

El *qi* fluye por el cuerpo mediante senderos conocidos como meridianos. Los chinos descubrieron que cada uno de los 12 meridianos está relacionado con un órgano concreto, que, de forma inherente, tiene una función yin o *yang*. Por medio de los meridianos es posible influir en las funciones del órgano relacionado; existen complicadas teorías acerca de las interacciones entre los meridianos y sus órganos relacionados. El estudio de los movimientos de un paciente, su ritmo, equilibrio, fluido de energía o cambio permiten al doctor decidirse por un tratamiento que desemboque en un estado de salud más equilibrado.

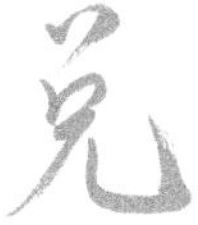

ELEMENTOS Y MERIDIANOS

Para utilizar las bolas Chi chinas es necesario saber cómo trabajan los elementos y los meridianos. Cada uno de los cinco elementos está conectado con dos meridianos, excepto el fuego, que lo está con cuatro.

Elemento	Meridianos
Madera	Hígado (yin) y vesícula biliar *(yang)*
Tierra	Bazo (yin) y estómago *(yang)*
Metal	Pulmones (yin) e intestino grueso *(yang)*
Agua	Riñones (yin) y vejiga *(yang)*
Fuego	Corazón (yin), circulación (yin), intestino delgado *(yang)* y temperatura del cuerpo *(yang)* (el triple escalfador o triple calentador).

Sólo puede accederse a los meridianos en los puntos en los que pasan justo por debajo de la piel, aunque parte del camino hacia su órgano relacionado se encuentra muy por debajo de la epidermis. En China llevan más de cinco mil años haciéndolo mediante la acupuntura, el ejemplo más conocido de la medicina china.

La secuencia de ilustraciones de las siguientes páginas muestra la localización de los 12 meridianos. Recuerde que aunque aquí sólo se muestren los de un lado del cuerpo, todos los meridianos se encuentran en ambos lados, y crean un modelo simétrico.

意
念

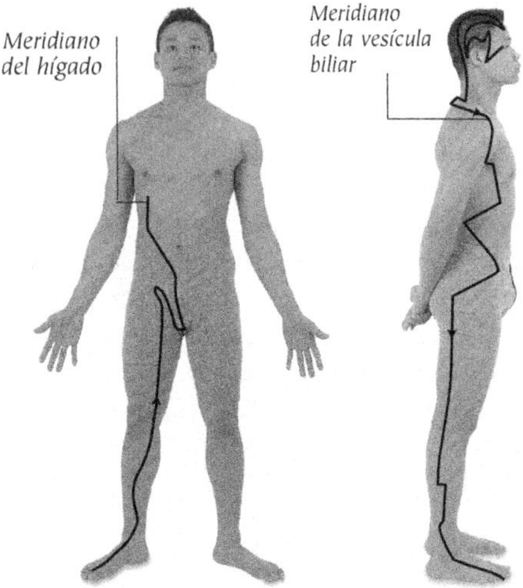
Meridiano
del hígado
Meridiano
de la vesícula
biliar

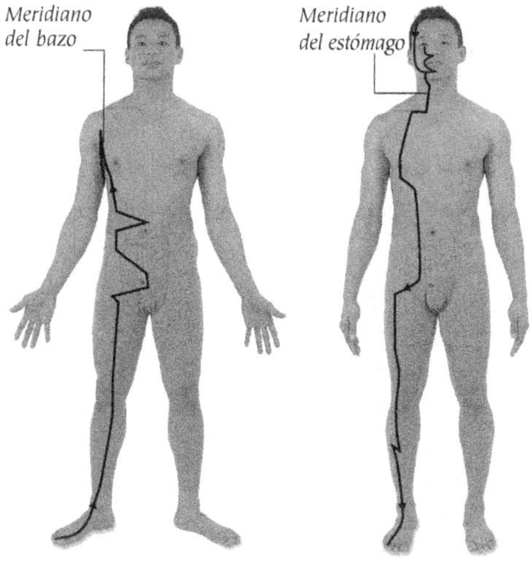
Meridiano
del bazo
Meridiano
del estómago

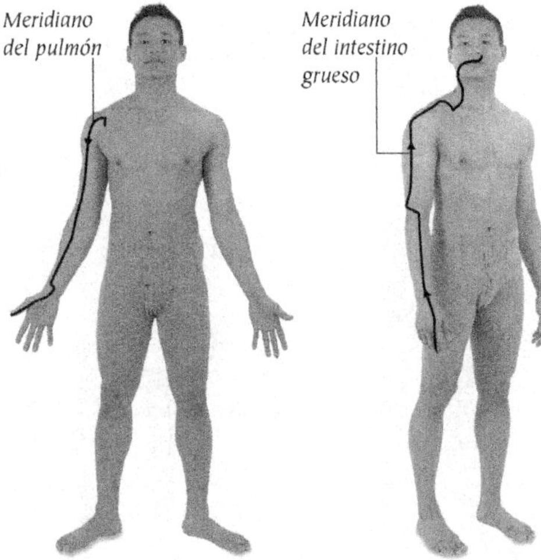
Meridiano
del pulmón
Meridiano
del intestino
grueso

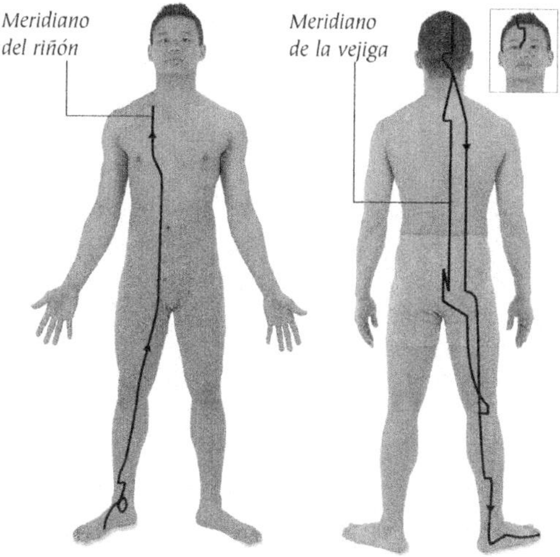

Meridiano del riñón
Meridiano de la vejiga

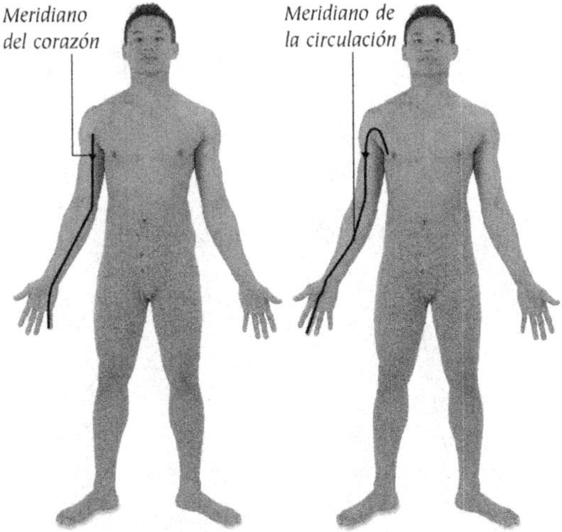
Meridiano
del corazón
Meridiano de
la circulación

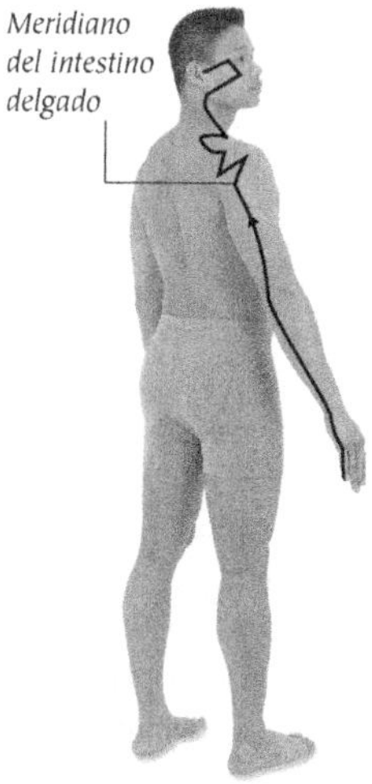
Meridiano
del intestino
delgado

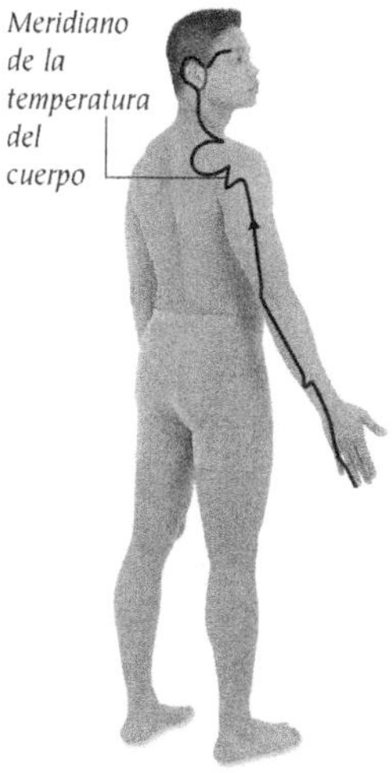
Meridiano
de la
temperatura
del
cuerpo

SISTEMA NERVIOSO

Nuestro sistema nervioso está formado por unos diez o quince billones de células nerviosas, o neuronas. En los últimos cincuenta años, se han hecho grandes descubrimientos que han permitido un mayor conocimiento de los sistemas nerviosos central y periférico. Los modernos equipos electrónicos nos permiten resolver muchos de los misterios de este sistema; el más mínimo impulso nervioso puede ser grabado y analizado. Cuando hablamos de que una neurona estimula un músculo, queremos decir que las fibras nerviosas conectadas al tejido de aquel le provocan un estímulo que hace que se contraiga; el impulso generado por la contracción del músculo es recibido por las dendritas, la parte receptora de otras neuronas, que a su vez lo transportan a otras neuronas, órganos, músculos o glándulas.

La sinapsis, el minúsculo vacío entre las dendritas de neuronas adyacentes, juega un papel esencial en la integración y la transmisión de estímulos. Mientras la transmisión de una señal es relativamente sencilla, las actividades de las neuronas provocan efectos electrofísicos extremadamente diversos. El arco o círculo reflejo es una «simple» unión de células nerviosas:

1 Un nervio sensorial, que recibe el estímulo y lo transmite al sistema nervioso central.
2 Una o más células conectoras, que funcionan como «procesadoras» e «informadoras» para la neurona motriz.
3 La neurona motriz, que transmite la información desde el sistema nervioso central hasta el órgano o glándula correspondiente.

Sistema nervioso

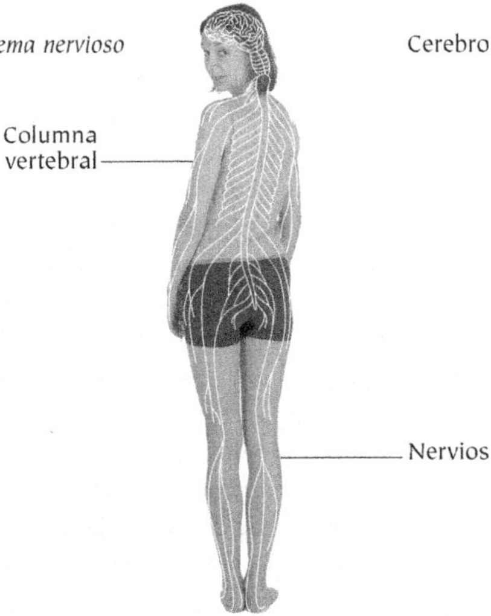

Las funciones del sistema nervioso pueden enumerarse de la siguiente manera:

1 La integración efectiva de las actividades de todos los órganos. El sistema nervioso responde mucho más rápido que el sistema linfático o circulatorio, de manera que asegura la unidad funcional del individuo.

2 La adaptación rápida y eficaz al entorno del individuo.

3 La integración del cuerpo y de la mente mediante áreas concretas del sistema nervioso.

No hay suficiente espacio aquí para describir el fascinante sistema nervioso con detalle. Queremos hacerle pensar en la interdependencia entre el sistema nervioso y sus órganos, glándulas y músculos. Cuando practica con las bolas Chi chinas, ejercita los músculos de las manos y envía impulsos por todo su cuerpo.

Es relevante para la terapia con bolas Chi chinas la investigación que llevó a cabo el médico inglés Henry Head (1860-1940), cuando descubrió que todos los órganos están conectados a unas partes concretas de la piel mediante un recorrido nervioso. La alteración en un órgano provoca reacciones en su correspondiente zona de la epidermis. Estas áreas de la piel se conocen como zonas de Head o dermatomas.

Según la teoría de Head, es posible influir en un órgano mediante la estimulación de la zona correspondiente. Existen muchos métodos de masaje y terapias de tratamiento que han sido desarrollados basándose en los descubrimientos de este médico, y muchos tratamientos de medicina natural utilizan también esta teoría para las inyecciones en los llamados puntos de presión.

Mucho antes de que Head hiciera su descubrimiento, la medicina china ya aplicaba este principio con la práctica de la acupuntura. Donde hay dolor, hay un punto de acupuntura (ese punto exacto correspondiente al órgano aquejado). Tanto las manos como los pies tienen dermatomas y puntos de acupuntura, y estimularlos con las bolas Chi chinas provocará, con toda seguridad, un efecto beneficioso en los órganos correspondientes.

比

ACUPUNTURA

El objetivo del tratamiento por acupuntura es recuperar el equilibrio entre el yin y el *yang* influyendo en el *qi* y, por lo tanto, recuperar la salud. Esto se logra insertando agujas muy finas en todos los puntos a lo largo de los meridianos. Los puntos de acupuntura tienen una función similar a la de las resistencias en un circuito eléctrico (los meridianos), de manera que, si insertamos una aguja en un punto del meridiano, afectamos la velocidad y la fuerza del fluido del *qi*.

Varios estudios arqueológicos han demostrado que la acupuntura se utiliza desde hace más de cinco mil años. El *Nei Jing*, o *El libro del emperador amarillo*, escrito hace casi cuatro mil años, ha sido considerado en numerosas

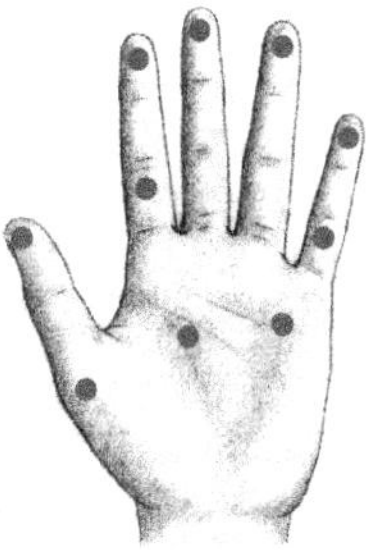

Puntos de acupuntura en la mano

ocasiones como la Biblia de la medicina china. Fuente de todas las teorías médicas chinas, este libro es el resultado de cientos de años de observación detallada y registros de hipersensibilidad manifestada en la piel y en sus relaciones con las condiciones internas del cuerpo. El libro describe con detalle lugares como pliegues de piel, proyecciones óseas, estrías o puntos donde la estructura de la piel cambia, en los que se localizan puntos de acupuntura, y explica con precisión el efecto curativo de los puntos. Antiguamente las agujas de acupuntura eran de bronce, cobre, oro o plata, pero en la actualidad son de acero inoxidable y extremadamente finas.

El tratamiento del médico se basa en la observación detallada de los cambios en la condición del paciente. Según la teoría clásica existen 365 puntos de acupuntura, pero en la práctica un doctor utiliza sólo unos 150 puntos. Además, casi nunca se trabaja con un solo punto, sino que por lo general se utilizan entre 5 y 15 agujas por tratamiento. La profundidad a la que se inserta una aguja depende del punto elegido, y varía de 1 a 2 mm en las yemas de los dedos a 7 a 10 cm en las nalgas.

También hay puntos de acupuntura importantes en las palmas de las manos. De hecho, en Corea se desarrolló un método en el que sólo se utiliza la acupuntura en las manos. Al estimular los puntos de esta puede influirse en el corazón, los pulmones, los bronquios, el intestino delgado y grueso, y la circulación sanguínea. Las bolas Chi chinas son un método excelente para estimular suavemente los puntos de las manos sin necesidad de agujas, y mejorar así los órganos y la circulación sanguínea.

ACUPRESIÓN

La acupresión se basa en la misma teoría que la acupuntura; sin embargo, aquella masajea los puntos de acupuntura ejerciendo cierta presión para estimular los meridianos. Estos masajes pueden curar o aliviar algunas dolencias, pero en ningún caso son la solución a todas las afecciones.

Tras observar con detenimiento la dolencia o enfermedad, se dibuja un plan de masajes según una serie de normas fundamentales. Es importantísimo tomar nota de cualquier reacción al tratamiento para poder decidir bien cuál será el siguiente paso. El hecho de llegar a un diagnóstico correcto suele ser tarea difícil, así que, en caso de dudas, es recomendable consultar con un médico.

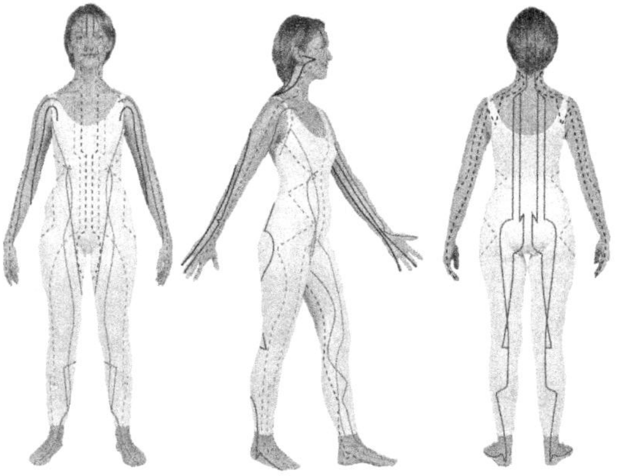

Seis de los meridianos de acupresión empiezan o acaban en las manos, y otros seis, en los pies

El dolor suele ser la afección más común y puede dividirse en dos tipos: dolor agudo y dolor crónico. El dolor agudo es el resultado de una lesión o enfermedad temporal, mientras que el crónico es fruto de un desequilibrio más duradero. Hay muchas causas del dolor, con lo que un diagnóstico correcto puede suponer la mitad de la batalla. Estos principios que presentamos a continuación son esenciales a la hora de hacer acupresión:

- El dolor agudo requiere pocas sesiones (dos o tres), aplicadas en intervalos cortos.
- En caso de que el dolor sea crónico (de más de catorce días), necesitará más sesiones, empezando con dos o tres por semana y espaciándolas a medida que el proceso de curación avance.

- El masaje deberá hacerlo siguiendo la dirección del flujo del meridiano en los casos en los que haya que estimular el órgano relacionado, o en dirección contraria al flujo del meridiano si hay que calmar el órgano.
- Deberá ejercer una fuerte presión en los puntos locales sensibles donde haya dolor.
- Tendrá que hacer el masaje con el pulgar, y deberá aumentar la presión hasta que empiece a ser doloroso. Este dolor desaparece con rapidez.
- Normalmente es más fácil que los masajes los haga otra persona y no uno mismo, sobre todo en las zonas donde es difícil llegar.

La acupresión puede ayudar en el tratamiento de varias dolencias pero, aunque puede curar o aliviar algunas, hay otras situaciones en las que no es recomendable:

- Si existe cierta hinchazón o anomalía en la zona del punto de acupresión.
- En pacientes con problemas cardiacos, o con un historial de enfermedades sanguíneas o del corazón.
- Durante el embarazo o en niños menores de siete años.
- En la primera media hora tras un baño caliente, una comida pesada o una actividad fuerte.

REFLEXOLOGÍA

Es incorrecto describir la reflexología como una terapia médica. Como se basa en la teoría de los meridianos y utiliza un método de tratamiento natural, es mejor considerarla como una forma complementaria para lograr un estado saludable mediante la prevención, para mantener y estimular las fuerzas que nos aportan salud.

Se cree que la reflexología es tan antigua como la acupuntura. El médico norteamericano William Fitzgerald (1872-1942) estudió la popular medicina de los indios para luego introducir, en su propia práctica, el uso de los masajes en las manos y en los pies. Su conclusión fue que el masaje de ciertos puntos de las manos y los pies tiene un efecto positivo en los órganos, alivia el dolor e incluso puede hacerlo desaparecer. Describió

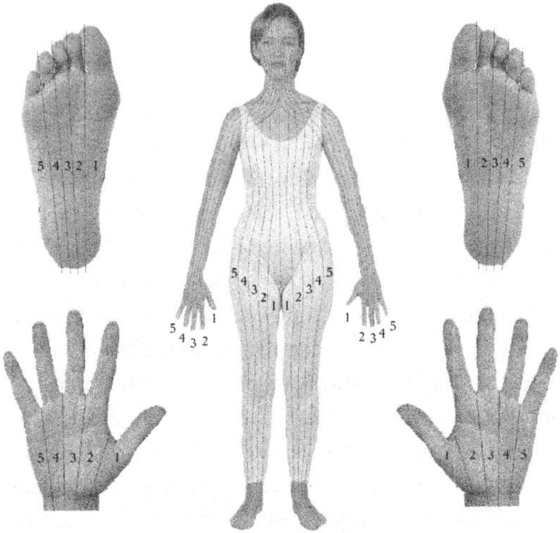

Zonas según Fitzgerald

10 zonas o meridianos, 5 por cada mitad del cuerpo, que van desde el cráneo hasta las plantas de los pies y las palmas de las manos. Sin embargo, fue otro médico norteamericano, el doctor Riley, quien, en 1917, desarrolló el método y sentó los fundamentos de la reflexología moderna con su libro *Zone therapy* (Terapia de zona).

El tratamiento se basa, principalmente, en la fuerza de cada uno. Los pies son considerados como nuestro reflejo, mediante los cuales estamos en contacto con el mundo que nos rodea. Por eso, al masajearlos, activamos de forma sencilla nuestras propias fuerzas y entramos en contacto con todo el cuerpo.

La reflexología se basa en la experiencia. El proceso curativo puede activarse mejorando el riego sanguíneo y estimulando los órganos, lo que requiere un acercamiento suave a la energía vital. La reflexología está especial-

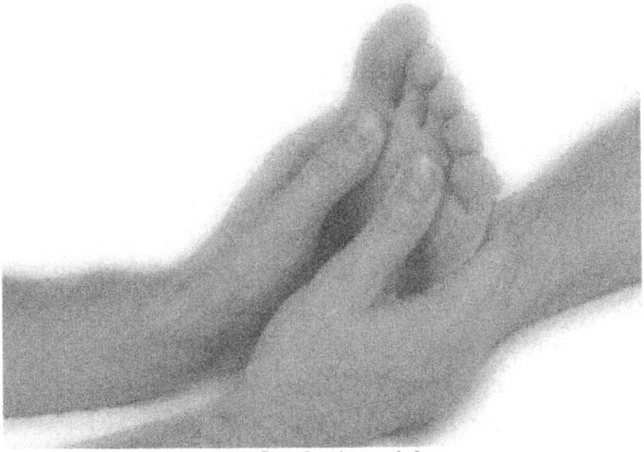

Reflexología podal

mente indicada para la gente sana que quiere mantenerse así, y sólo debe hacerla un médico o un terapeuta experimentado. Además, tiene que usarse solamente como un tratamiento terapéutico complementario.

Si, de forma repetitiva, se produce alguna reacción en un área concreta tras el masaje, debe consultarse con un médico. No siempre el dolor en una zona significa que esté aquejado su órgano relacionado; el masaje en esa zona puede prevenir que la enfermedad se desarrolle.

Las zonas reflejas de las manos también pueden verse afectadas por las bolas Chi chinas. Está claro que la estimulación de las palmas de las manos mediante el principio antes mencionado también influirá sobre ciertos órganos. En general, un masaje suave y pausado liberará tensión y provocará un maravilloso sentimiento de libertad. Un masaje completo suele durar una hora, y se recomienda uno por semana. La reflexología debe incluirse en cualquier plan de vida saludable.

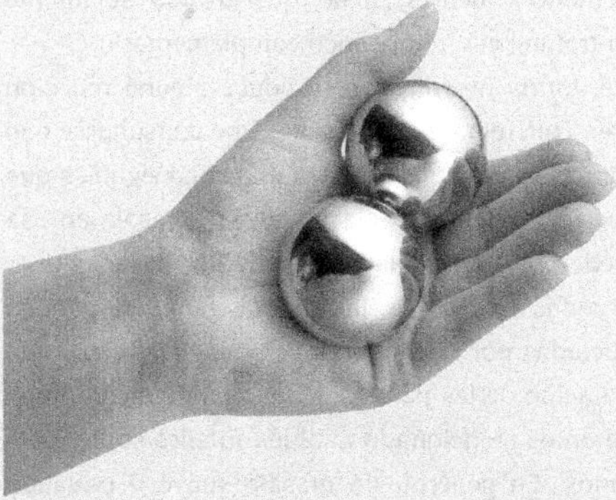

EFECTOS
DE LAS BOLAS CHI

EN LAS MANOS

Según la medicina tradicional china, la vida se mantiene gracias al efecto de dos formas de energía, el *xue* (sangre) y el *qi* (energía, aire), que interactúan de forma constante e interdependiente. Al igual que el *qi*, el *xue*, además del aspecto puramente material, tiene una vertiente energética. Sin embargo, se considera que el *qi* es la fuerza, o energía vital, que lo dirige todo; puede visualizarse como un flujo de iones, o incluso de partículas más pequeñas. El *qi* y el *xue* fluyen mediante los meridianos y, junto con los órganos asociados a estos, forman el tan complejo sistema conocido en la filosofía china como el microcosmos. El fluido sin obstáculos del *qi* y del *xue* por el microcosmos determina la salud de una persona.

Existen tres meridianos yin y tres meridianos *yang* que fluyen por las manos. Los meridianos del corazón, el pericardio y los pulmones (todos yin) acaban, respectivamente, en la punta del dedo meñique, el corazón y el pulgar. Los meridianos del intestino delgado, el triple calentador y el intestino grueso (todos *yang*) empiezan, respectivamente, en el dedo meñique, el anular y el pulgar. Estos seis meridianos están en contacto con los órganos y el cerebro. Con la rotación de las bolas Chi chinas en la mano se estimulan muchos puntos de acupuntura y así se influye sobre el *qi* en varios meridianos y, por tanto, en diversos órganos.

La palma de la mano es importante por varios motivos: en ella se encuentran los puntos de acupuntura de los tres meridianos yin, que a su vez están conectados con el corazón y los pulmones. El meridiano del corazón

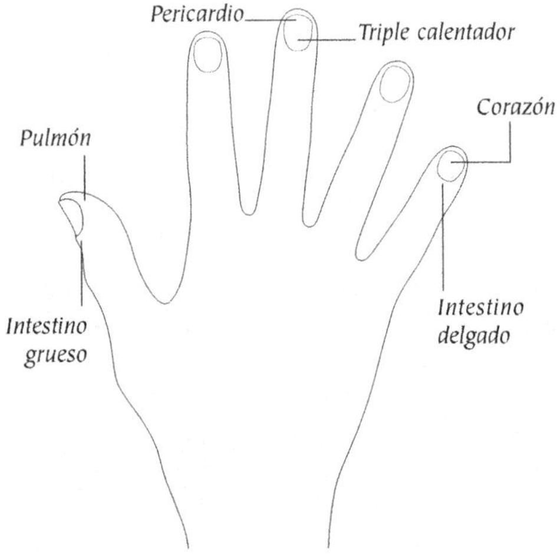

Meridianos de la mano

activa la conciencia y el alma, el intelecto y la memoria. Los meridianos del corazón y los pulmones son los principales responsables del buen fluido del *xue* y del *qi*. El *laogong*, el *houxi* y el *shaoshang* son puntos de acupuntura importantes en los meridianos yin. El ejercicio con las bolas Chi chinas estimula estos puntos y puede ayudar a prevenir el insomnio y las enfermedades de corazón y de pulmones, así como mejorar la claridad mental, la concentración y la memoria.

En la mano se encuentran muchas de las zonas reflejas, de manera que, si se estimulan, es posible influir en todos los órganos del cuerpo. Por ejemplo, las zonas reflejas de los pulmones están debajo de los dedos anular y corazón; la zona del corazón, debajo del dedo índice izquierdo, y el corazón está representado por la parte superior de los pulgares.

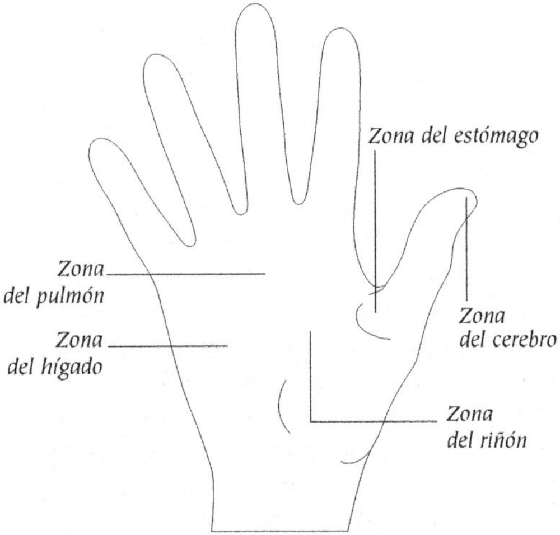

Zonas reflejas de la palma derecha

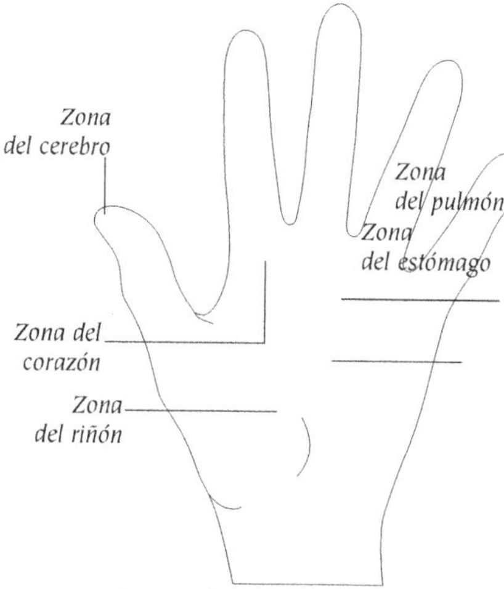

Zonas reflejas de la palma izquierda

EN LOS PIES

En los pies se encuentran también tres meridianos yin y tres *yang*, que conducen a varios órganos y que pueden estimularse haciendo rodar las bolas Chi chinas bajo las plantas de los pies. El meridiano del hígado (yin) empieza en la punta del dedo gordo; el del riñón (yin), en la punta del pie y rodea el puente en un círculo; y el del bazo (yin), en el dedo gordo. El meridiano de la vejiga *(yang)* acaba en el dedo meñique; el de la vesícula biliar *(yang)*, en el cuarto dedo; y el del estómago *(yang)*, en el segundo dedo. El meridiano del riñón (yin), también llamado *zu shao yin*, es el más importante, ya que este órgano juega el papel principal del sistema urinario. Si el elemento *yang* es insuficiente, esto provocará deseos muy frecuentes de orinar, mientras que una falta de yin llevará a la deshi-

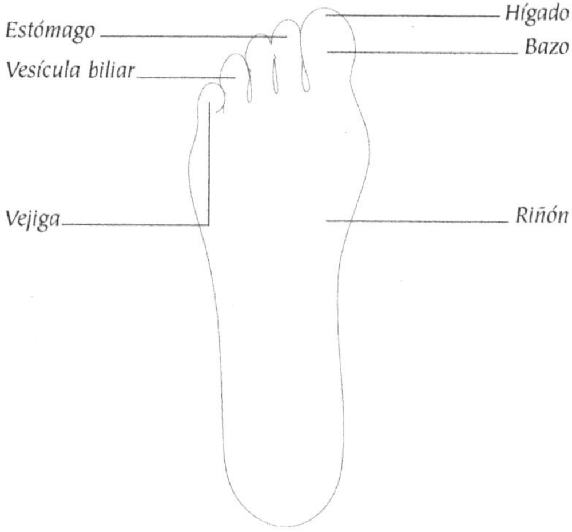

Meridianos del pie

dratación. El resultado es una pequeña cantidad de orina oscura y ataques de sudor durante la noche.

Los meridianos responsables del hígado, la vesícula biliar, los riñones, el bazo y la nariz, así como los del corazón y los pulmones, pueden estimularse por muchas zonas de las plantas de los pies. En esta zona la acupuntura puede ser dolorosa, mientras que las bolas Chi chinas pueden producir los mismos efectos sin ningún dolor, siempre y cuando se apliquen correctamente.

Al estimular una zona concreta con las bolas Chi chinas hacia la dirección correcta, cualquiera puede influir positivamente en todas las áreas del cuerpo. Si estudia los principios del yin y el *yang* y cómo fluyen entre los meridianos, y observa los cambios de su cuerpo, aprenderá a determinar los niveles y la calidad del yin y del *yang* de su cuerpo. Por lo general, puede incrementar su energía *yang* con las bolas Chi chinas haciéndolas rodar en la mano muy rápido hasta que se calienten, o puede fortalecer su energía yin trabajando lentamente con las bolas en cortas sesiones durante un tiempo para que las bolas sigan frías. Pero también la dirección de rotación de las bolas afecta los niveles de yin y *yang*: girándolas en la dirección de las agujas del reloj incrementará la energía *yang*, mientras que al contrario aumentará la energía yin. Con las bolas Chi chinas, tanto si pretende divertirse como si persigue una terapia, el ejercicio regular mejorará, sin duda, su salud.

En resumen:

- *Los 12 meridianos* El *qi*, que nos da vida (a menudo lo llamamos «energía»), fluye hacia los órganos por los meridianos. El flujo del *qi* puede activarse con la estimulación provocada por el ejercicio con las bolas Chi chinas activando, en concreto, el corazón, la circulación sanguínea y los bronquios.

- *Las zonas de Head* Las alteraciones de algunos órganos se manifiestan en ciertas zonas de la piel y, viceversa, la estimulación de algunas zonas de la epidermis puede influir en los órganos relacionados. Piense en este concepto cuando observe los cambios de su cuerpo y decida en qué áreas trabajar.
- *Acupuntura y acupresión* Estas prácticas requieren agujas y presión, respectivamente. Cualquiera de los dos tratamientos puede aliviar o curar los desequilibrios de la salud.
- *Reflexología* Con masajes en las manos y, sobre todo, en los pies puede influirse en la mayoría de los órganos y zonas del cuerpo mediante los 10 meridianos.

Y aún hay más:

- La práctica con las bolas Chi chinas le proporcionará una mejor circulación sanguínea y una estimulación del sistema linfático debido, básicamente, a las vibraciones que crean.
- El calor que desprenden las bolas al trabajar con ellas mejora la circulación y tiene un efecto calmante en el sistema nervioso.
- La práctica con las bolas refuerza los músculos de los dedos, las manos y los brazos.
- El sonido que provoca la práctica con las bolas Chi chinas tiene un efecto relajante y estimulante.

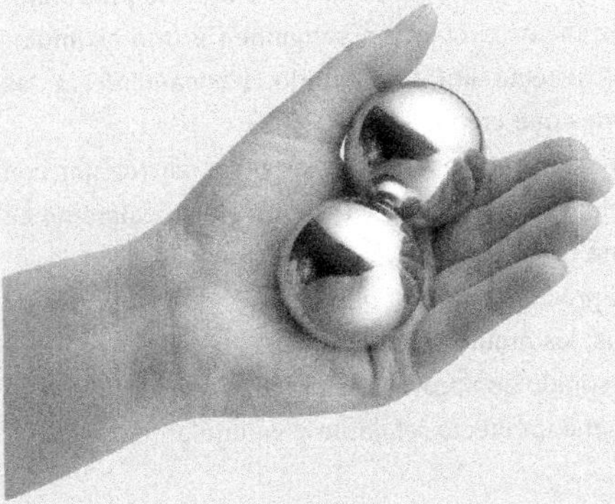

TIPOS DE BOLAS CHI

ELIJA SUS BOLAS CHI

Las bolas Chi se conocen por distintos nombres: bolas Baoding (en referencia a una de las compañías que las fabrican), bolas *qi gong* (*qi gong* significa «trabajar con la energía») y bolas meridianas. En China se les llama *bao djian tshou*, que quiere decir «bolas curativas», o *baici*, que puede traducirse como «bolas valiosas». Las bolas Chi se venden de dos en dos y pueden estar hechas de madera, piedra o metal.

Sin duda, es difícil saber cuáles debe comprar. Si la razón por la cual quiere usar las bolas Chi es básicamente la terapéutica, las más apropiadas son las de metal. Estas suelen sonar al moverlas y, aunque hay gente a la que esto le gusta, si usted es sensible al ruido deberá considerar si quiere escucharlo siempre que las está utilizando. Las bolas de metal suelen encontrarse en tiendas y las hay de distintos dibujos, que a la vez pueden influir en su elección.

A la hora de elegir las bolas Chi, también es importante tener en cuenta la medida y el peso. Normalmente, cuanto más grandes y más pesadas sean, mayor será el efecto en los puntos de acupuntura y zonas reflejas. Sin embargo, es aconsejable empezar con bolas pequeñas y, a medida que se sienta cómodo utilizándolas, puede cambiar a unas más grandes, o incluso practicar con tres o cuatro bolas a la vez *(véanse las páginas 115-122)*.

A continuación encontrará un resumen sobre cada uno de los tipos de bolas que quizá le ayude a decidir qué bolas Chi le convienen.

BOLAS DE MADERA Están hechas con maderas duras, como la del dátil, la palmera o el melocotón, y su carácter exclusivo hace que dispongan de un lugar en las colecciones de los expertos. No son aconsejables para hacer ejercicio debido a que son muy ligeras pero, como símbolo de salud, constituyen un buen regalo.

BOLAS DE PIEDRA Suelen estar hechas de mármol o jade. Las bolas Chi de jade no sólo tienen un color verdoso relajante, sino que además son de tacto suave y agradablemente fresco para las manos. Las bolas de piedra tardan más en coger calor que las de cualquier otro tipo.

Estas bolas Chi son una buena elección en los casos en los que existe un exceso de energía *yang* en el cuerpo. La combinación de la frescura de la piedra con la tendencia a manejarlas con cuidado y lentitud (por su relativa fragilidad) contribuyen a calmar la energía *yang*. En China, el jade es símbolo de pureza. Las bolas Chi de este material suelen ser la elección tanto de practicantes como de coleccionistas; su peso medio está en 300 g, y su diámetro, entre 40 y 55 mm.

BOLAS DE METAL Las bolas Chi de hierro o acero son las más conocidas por varios motivos: son fáciles de producir en gran cantidad, son duraderas y, como son relativamente pesadas, provocan una estimulación considerable de los puntos de acupuntura de las manos. Además, es fácil hacerlas rotar por las manos, y así crear una carga electroestática beneficiosa para los puntos de acupuntura.

Aunque algunas bolas Chi son macizas, la mayoría están vacías; sólo contienen un muelle y una pequeña bola que repican armoniosamente cuando se mueven en las manos. El repique ayuda a concentrarse y lograr un ritmo uniforme de las rotaciones, y mucha gente lo encuentra agradable y extremadamente relajante.

También se utilizan mucho las bolas de metal grabadas. Con un fénix en la bola yin y un dragón en la bola *yang*, son el símbolo de la armonía, la salud y la felicidad, sobre todo cuando sirven como regalo de bodas.

Las bolas de metal pueden tener cinco medidas:

DIÁMETRO	PESO
55 mm	530 g
50 mm	430 g
45 mm	330 g
40 mm	250 g
35 mm	200 g

BOLAS MAGNÉTICAS Algunas bolas están hechas con pequeños imanes en su superficie. Además del efecto habitual, crean una sensación similar a la de los brazaletes magnéticos que trabajan en la polaridad electroestática del cuerpo. Las bolas magnéticas pueden encontrarse en dos medidas: 47 mm y 380 g, o 43 mm y 280 g.

BOLA SONORA Es una bola pequeña de entre 19 y 35 mm de diámetro, que produce un sonido compuesto por 28 tonos que tienen un efecto armonizador tanto en el cuerpo como en la mente. Las bolas sonoras son de oro o plata, y suelen venderse de una en una en lugar de en parejas.

Estas bolas se llevan con una cadena en el cuello. Pero las bolas sonoras no son realmente bolas Chi, ya que su efecto se basa en el sonido, y su peso es demasiado ligero para influir en los meridianos.

BOLAS PARA NIÑOS Son bolas adaptadas a las pequeñas manos de los niños, ya que tienen un diámetro de sólo 35 mm y un peso de unos 200 g.

VARIEDAD DE DISEÑOS Algunas bolas se distinguen por su aspecto:

- *Bolas de oro y plata* El oro se asocia al yin, y la plata, al *yang*.
- *Bolas negras* Poseen un magnífico color antracita y mate.
- *Bolas barnizadas* Tienen una superficie artísticamente decorada y barnizada.
- *Bolas esmaltadas* Siempre tienen sonido y son el tipo de bolas Chi más habitual. Están magníficamente decoradas, a menudo con el símbolo yin-*yang*, o con un

fénix y un dragón. Tienen un tacto tibio, aterciopelado, y las imágenes intensifican el aspecto meditativo de su práctica.

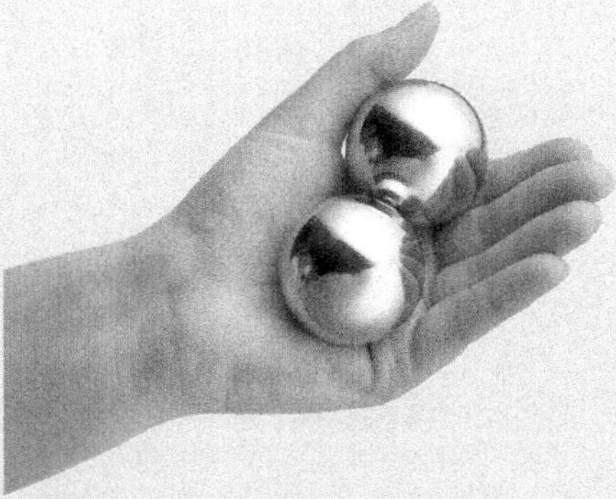

EJERCICIOS CON LAS BOLAS CHI

PRÁCTICAS INICIALES

A pesar de nuestros intentos por familiarizarle con la medicina y la filosofía chinas, cuando empiece a usar las bolas Chi le parecerá algo extraño y difícil al principio. Pero no se desanime. Describiremos algunos ejercicios para ayudarle a sentirse cómodo y a integrar la práctica de las bolas Chi en su día a día.

Para empezar, debe asegurarse de que las bolas que está usando no son demasiado grandes para sus manos. Además, tiene que elegir un lugar seguro para las prácticas, ya que cabe la posibilidad de que se le caigan y se le estropeen, o deterioren el suelo o los objetos que le rodean. Así que practique en un lugar donde el suelo esté cubierto de algo suave y blando.

Tómese su tiempo para familiarizarse con las bolas y asegúrese de que se encuentra en una postura cómoda. No importa si está sentado, de pie o reclinado mientras esté cómodo. También es bueno andar mientras hace los ejercicios, pero no lo pruebe hasta que no domine un poco más la técnica.

Calentamiento

Es bueno empezar calentando las manos. Estas son algunas maneras de hacerlo:

- Cierre el puño, dejando el pulgar fuera, y luego abra la mano estirándola al máximo. Repítalo varias veces con ambas manos.
- Entrelace sus dedos y estire los brazos doblando las muñecas de manera que las puntas de los dedos

hagan presión contra las manos. Repítalo unas cuantas veces.

- Cierre el puño, esta vez con el pulgar bajo los dedos. Abra la mano y vuelva a cerrarla. Repítalo con la otra mano.
- Con la mano ligeramente abierta, toque las puntas de los dedos, de uno en uno, con el pulgar. Empiece de izquierda a derecha, y luego de derecha a izquierda. Y repítalo.
- Doble las manos de manera que las palmas formen un ángulo recto en relación con la otra. Alargue los pulgares para que puedan frotarse hasta los nudillos.

Ejercicios para familiarizarse con las bolas

Los ejercicios de calentamiento deben hacerse con ambas manos. Intente hacerlos lo más rítmicamente posible, y hágalos de pie o sentado sobre una superficie blanda, como la cama o el césped.

Es importante que no dedique demasiado tiempo a realizar estos ejercicios. Las manos y sus músculos necesitan acostumbrarse a los nuevos ejercicios, y si lo hace con demasiada intensidad, pueden provocarle tensión muscular, dolor o incluso calambres. Intente ponerse un límite de cinco o diez minutos al día, o pare en cuanto note fatiga muscular. Un proceso gradual y paciente suele dar resultados más duraderos.

- Gire una bola sobre la palma de la mano haciendo un ligero movimiento circular con la muñeca y el brazo. La mano debe formar una pequeña cavidad, y puede utilizar el pulgar y el meñique para asegurarse de que la bola no se le caiga.

- Abra la mano. Deslice la bola desde la palma hasta las puntas de los dedos, intentando que llegue lo más lejos posible sin que se caiga.
- Intente girar la bola con las puntas de los dedos.
- Abra la mano. Coloque una bola Chi en la palma de la mano. Con la ayuda del pulgar, desplace la bola hacia la base del dedo meñique y luego a la base de cada uno de los otros dedos. Una vez llegue al dedo índice, deje que la bola se desplace otra vez hacia la palma de la mano.
- Coloque las dos manos juntas formando un cuenco, con los dedos juntos. Deslice una o ambas bolas de la mano izquierda a la derecha haciendo un ligero movimiento de inclinación.
- Lance una bola al aire (pero no muy arriba) y recójala.

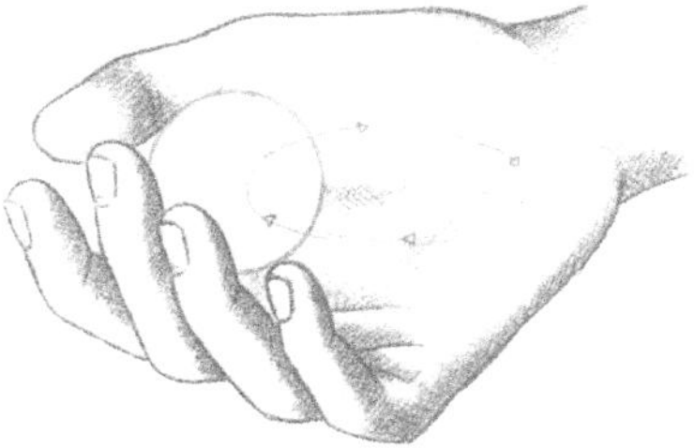

Haga rotar la bola

• Coja una bola, abra la mano y, de forma simultánea, lance la bola hacia arriba, no muy alto, y recójala. Luego gire la bola moviendo los dedos y la muñeca al mismo tiempo.

• Coja una bola y gire la mano de manera que la bola quede hacia abajo. Abra los dedos para que la bola caiga y recójala lo más rápido posible. Puede hacer este ejercicio con una bola más grande, como una pelota de tenis o de billar.

Lance y coja la bola

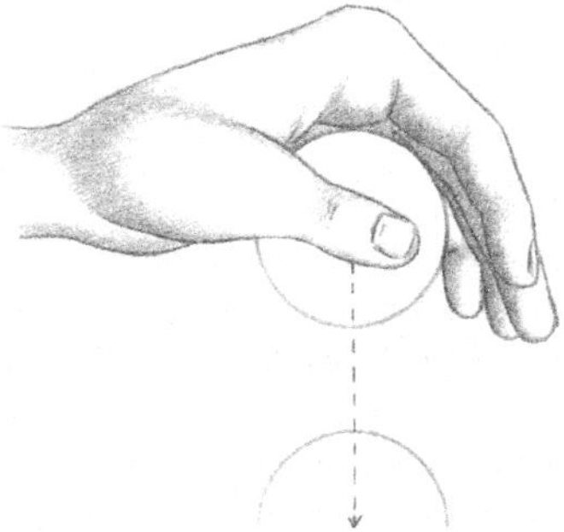

- Coja una bola con el dedo pulgar y las puntas de los dedos, y vuelva la mano hacia arriba. Suelte la bola y recójala con la mano lo más rápido posible.
- Sujete una bola, primero con el pulgar y el dedo índice, luego con el pulgar y el dedo corazón, después con el pulgar y el anular, y finalmente con el pulgar y el meñique.
- Con una bola en cada mano, láncelas y recójalas, a la vez o de forma alternativa.
- Pase una bola de la mano izquierda a la derecha, y viceversa.
- Intente hacer los dos ejercicios anteriores con los ojos cerrados.

- Coloque las dos bolas en la palma de una mano. Forme un camino con la palma de la mano y los dedos de manera que las bolas sólo puedan moverse hacia una

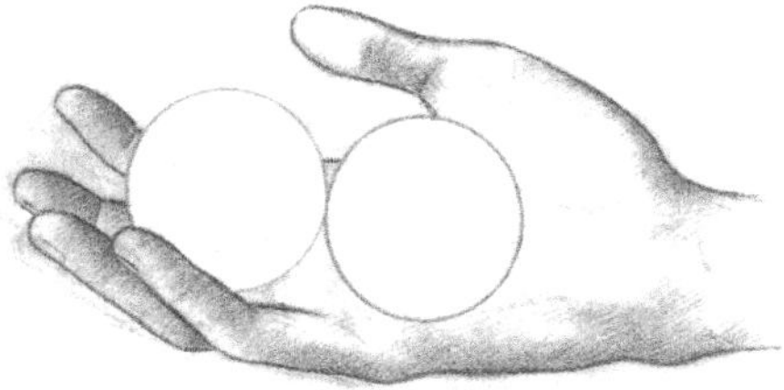

Deslice una bola alrededor de la otra

dirección. Con el pulgar, empuje la bola más cercana a este hacia el dedo meñique, y luego déle otra vez hacia el pulgar, mientras el pulgar y el índice de la mano que tiene libre sujetan la segunda bola en su sitio. La idea es acostumbrarse a que una bola se deslice por la base de los dedos y alrededor de la otra bola. Repita este ejercicio.

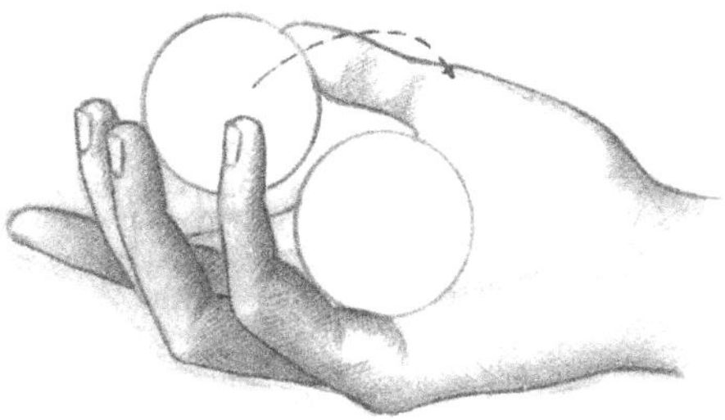

Haga saltar las bolas

● Haga que una de las bolas salte sobre la otra. Para empezar, ayúdese del brazo para llevar a cabo el movimiento, pero cuando vaya cogiendo un poco de práctica deberá realizar este ejercicio con un movimiento rápido de los dedos anular, corazón e índice.

- Elija dos ejercicios e intente hacer uno en cada mano al mismo tiempo.
- Para fortalecer los músculos de las manos, coja una bola con las puntas de los dedos, apriételа y luego relaje la mano, o deje una bola sobre la palma de la mano y presiónela con un dedo, repitiendo con los demás y descansando entre uno y otro.

乾

EJERCICIOS BÁSICOS

El giro de las dos bolas sobre la palma de la mano es la forma más esencial de usar las bolas Chi. En este capítulo encontrará dos métodos para hacer que las bolas giren: el movimiento total y el paso a paso.

Movimiento total

Coloque las dos bolas en la palma de la mano izquierda, que debe estar abierta y relajada. Con los dedos pulgares, índice y corazón de la mano derecha, haga que giren entre ellas en el sentido contrario a las agujas del reloj. Después, intente prescindir un poco de la mano derecha y trate de realizar el movimiento con el pulgar y los dedos de la mano izquierda (sobre todo el meñique).

Lo más probable es que con la práctica acabe haciendo este ejercicio sin necesitar ninguna ayuda de la otra mano.

Cuando repita el ejercicio con la mano derecha, haga girar las bolas en el sentido de las agujas del reloj.

Paso a paso

1 Coloque las bolas en la mano con la que mejor trabaje. En este ejercicio hemos elegido la mano derecha como referencia.

2 Abra la mano y disponga una bola ❶ exactamente en el centro de la palma de la mano, y la otra ❷, más arriba, en los dedos (concretamente sobre el índice y el dedo corazón). Los dedos deben estar ligeramente doblados, con las puntas hacia arriba, y la mano

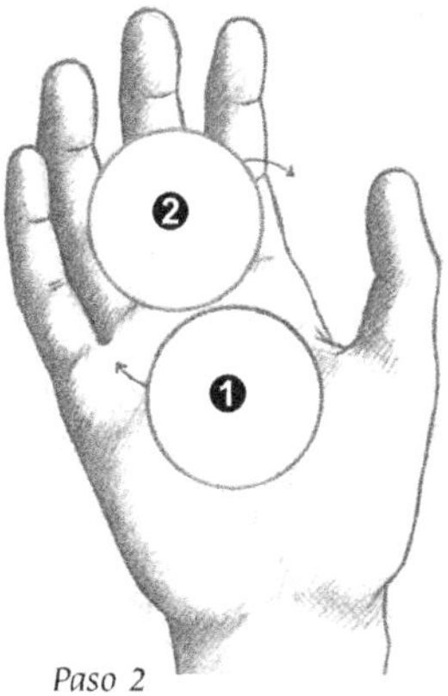

Paso 2

tiene que estar lo más relajada posible. También es importante que no apoye la mano ya que, aunque es tentador hacerlo, ello limita la movilidad de los músculos del brazo y los dedos, con lo que se complica el ejercicio.

3 Si ejerce una ligera presión con el dedo corazón y luego con el índice, la bola ❷ se desplazará hacia el

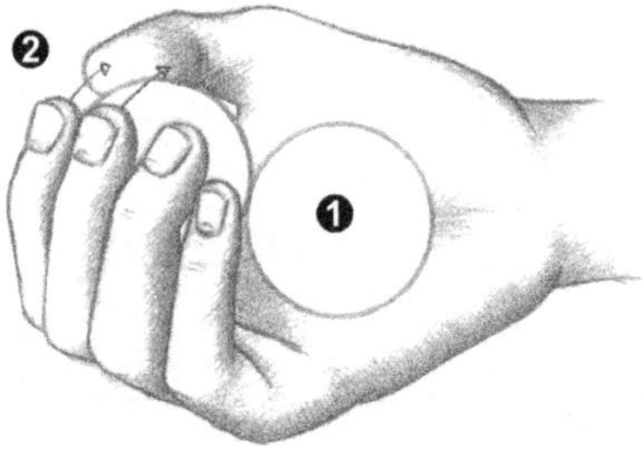

Paso 3

pulgar, a la vez que la bola ❶ se moverá un poco hacia el meñique.

4 Aumente la presión del pulgar sobre la bola ❷ para que la bola ❶ vaya hacia el dedo meñique.

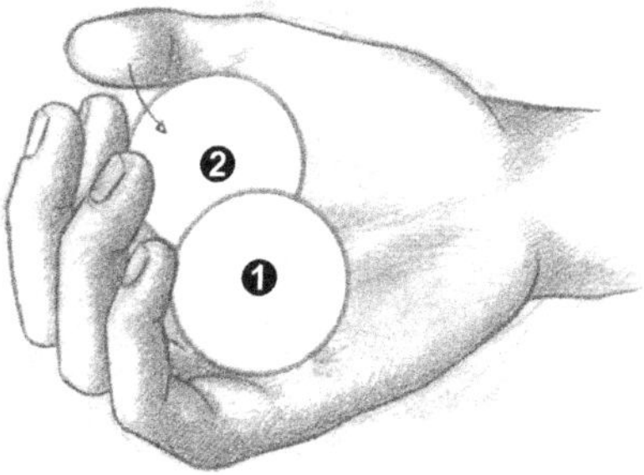

Paso 4

5 Empuje un poco la bola con el meñique, luego con el dedo corazón, después con el anular y, finalmente, con el índice: la bola ❷ se desplazará hacia el pulgar; al mismo tiempo deberá presionar la bola ❶ hacia el meñique con la ayuda del pulgar.

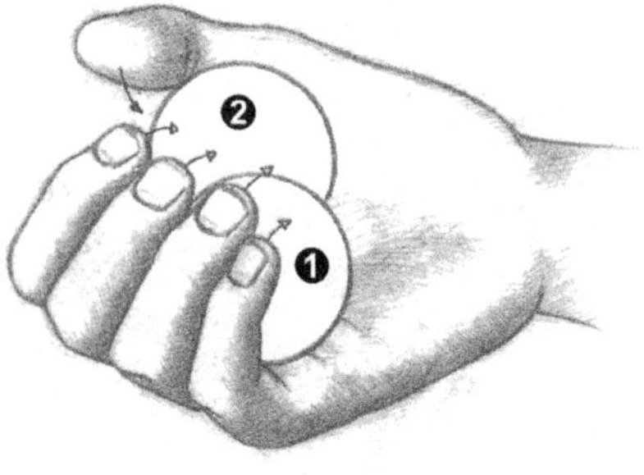

Paso 5

6 Si ejerce una ligera presión con el dedo meñique y el anular consecutivamente, las bolas volverán a la posición inicial y la rotación se habrá completado.

Repita estos pasos hasta que note que el movimiento fluye, y luego pruebe a hacerlos con la otra mano.

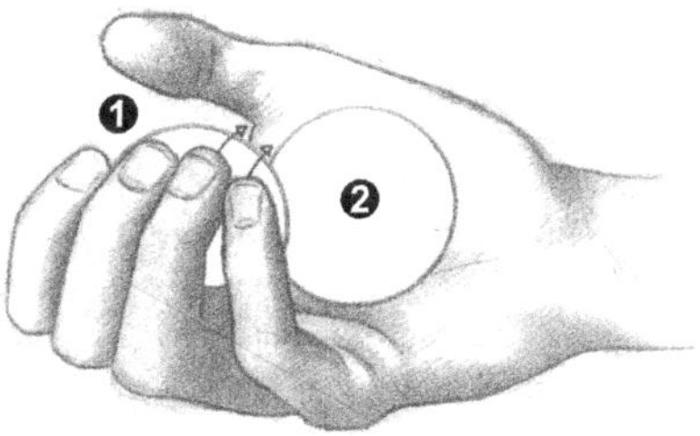

Paso 6

Al principio verá que las bolas chocan ruidosamente entre ellas, pero poco a poco su mano las hará girar en un movimiento fluido, mientras que el pulgar y el meñique se colocarán para que las bolas no pierdan la trayectoria.

Debido a la movilidad natural de las muñecas, las bolas giran con mayor facilidad en el sentido de las agujas del reloj cuando trabaja con la mano derecha, y en sentido contrario cuando ejercita con la izquierda. Sin embargo, una vez domine el ejercicio básico, puede probar a hacer girar las bolas en la dirección opuesta. Al hacerlo, hay algunos puntos que debe tener en cuenta (no olvide que seguimos partiendo de la mano derecha):

A En la posición inicial descrita en el paso 2, el dedo meñique debe estar más elevado que el pulgar.

B Baje un poco el dedo anular y el meñique y, al mismo tiempo, empuje la bola ❷ hacia el meñique con el pulgar, el índice y el dedo corazón.

C Mueva la bola ❶ hacia el pulgar empujándola ligeramente con el dedo meñique.

D Aumente la presión con el dedo meñique y, al mismo tiempo, presione la bola ❶ hacia el lado con el pulgar y hacia arriba, hacia los dedos índice y corazón.

E En este punto, las bolas deberían haber cambiado de lugar, con lo que puede volver a empezar desde el punto B.

Si le es difícil mantener las bolas Chi, puede probar apoyando un lado de la mano en el estómago para evitar que las bolas se caigan.

Una vez más, queremos señalar que al principio no debe practicar demasiado. Asegúrese de estar relajado, ya que la tensión no lo ayudará y puede causarle dolor muscular o calambres.

Cuando practique con las bolas, su ritmo determinará el grado de equilibrio conseguido. El trabajo con ritmo y armonía aumenta el efecto del ejercicio, y un cambio en este, por pequeño que sea, significa también un cambio de ritmo: girar las bolas hacia la izquierda en lugar de hacia la derecha, estar de pie y no sentado, trabajar con la mano izquierda en vez de con la derecha... Todos los ejercicios tienen su propio ritmo, y es importante encontrar el adecuado para cada uno.

Pasado un tiempo, encontrará que los ejercicios son fáciles de hacer, y si practica con regularidad notará las mejoras en su salud. En general, se necesitan unos cinco o diez minutos de práctica diaria para que las bolas Chi le aporten los mejores resultados.

Una vez domine los ejercicios básicos, verá que puede empezar a combinarlos con otras actividades casi de forma natural. Podrá leer un libro sujetándolo con una mano mientras hace girar un par de bolas Chi con la otra; usarlas mientras ve la televisión; practicar un poco al levantarse o antes de acostarse; en el autobús (¡con cuidado de que no se le caigan!) o mientras pasea al perro. También podrá llevárselas al gimnasio y practicar mientras espera a que su aparato preferido esté libre. La gente querrá saber qué son esas bolas y, quién sabe, incluso puede hacer nuevos amigos gracias a las bolas Chi.

OBJETIVO: LA PERFECCIÓN

Si usted es perseverante con las prácticas, ejercita bien las manos y utiliza las bolas del tamaño adecuado, verá cómo enseguida domina los ejercicios básicos. Para lograr la perfección, deberá aprender a girar las bolas entre sí a una velocidad regular para que pueda oír solamente el suave sonido de su roce. Si sus bolas Chi son de las que repican cuando las mueve, puede concentrarse en el repique para determinar la uniformidad del ritmo.

Tras unas buenas prácticas regulares, será lo suficientemente experto como para probar con ejercicios más complejos. Pero no empiece con esta nueva rutina de ejercicios hasta que no sea capaz de hacer los ejercicios básicos de forma espontánea, ya que lo peor sería que se frustrara y abandonase las bolas. Pero, a la vez, intentar la perfección y realizar ejercicios más difíciles beneficiará su sistema nervioso central porque estará aumentando su capacidad de concentración y destreza. Las bolas deben moverse en un círculo lo más grande posible y tienen que girar por la mano sin tocarse entre ellas.

Posición inicial

Con la palma de la mano hacia arriba, doble hacia atrás la muñeca todo lo que pueda pero sin estirar demasiado los músculos. Mantenga la bola ❶ entre el pulgar y el dedo índice ligeramente doblado, y presione la bola ❷ hacia la palma de la mano con el dedo meñique y el anular levemente curvado. Esto hará que el espacio entre ambas bolas sea lo más grande posible.

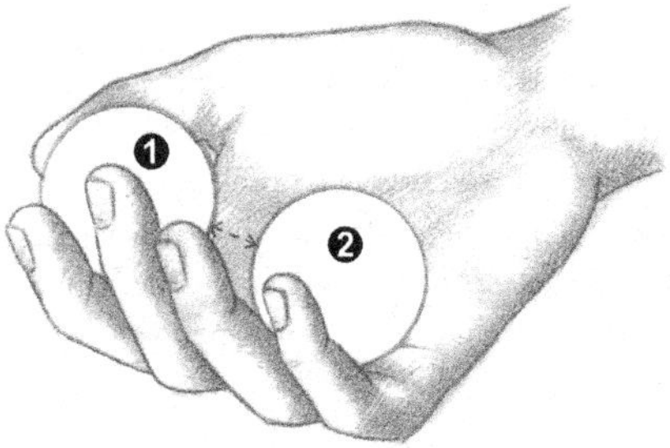

Posición inicial

Movimientos

1 Estire los dedos anular y meñique para que la bola ❷ se coloque en la base de los dedos, y manténgala ahí.

2 Con el índice, empuje la bola ❷ hacia la base del pulgar. Manténgala entre la base y la punta de este dedo.

3 Justo después de este movimiento, estire, uno tras otro, el dedo meñique, el anular, el corazón y el índice para que la bola ❷ se deslice por los nudillos de los dedos hacia el índice. Al mismo tiempo, el pulgar, ligeramente doblado, debe presionar la bola ❶ hacia el medio de la palma de la mano.

4 Coloque la bola ❶ entre la base del pulgar, el anular y el meñique estirando el pulgar que, a la vez, se apodera de la bola ❷ y la hace girar hacia el dedo índice.

La segunda ronda empieza doblando el dedo índice y estirando un poco los dedos anular y meñique. En cuanto haya perfeccionado este sofisticado ejercicio, puede ir incrementando su velocidad. Si realiza varias rotaciones con un ritmo regular y, por tanto, con armonía, los efectos del ejercicio también se multiplicarán.

Aunque esta terapia no está pensada como una competición (su importancia no reside en hacerla para los demás), en China hay quien ha llegado a hacer más de doscientas rotaciones por minuto.

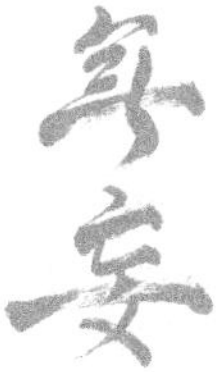

EJERCICIOS CON TRES BOLAS

Cuando esté preparado para los ejercicios básicos con tres bolas Chi, hágalos con las bolas más pequeñas. Para evitar que se caigan, mantenga la mano lo más horizontal posible y estire un poco más los dedos. Para que el movimiento sea fluido, se necesita una sutil interacción de los dedos, sobre todo del pulgar y el meñique.

El pulgar siempre empuja la bola ❶ hacia el dedo meñique, por debajo de las otras. Con la presión, el dedo meñique sujeta la bola ❷ y, si levanta y dobla un poco el dedo meñique, la bola ❷ irá hacia los otros dedos y por las puntas. La bola ❸ se mueve, casi automáticamente, hacia el pulgar. Al hacer el ejercicio con tres bolas, la variación más difícil vuelve a ser

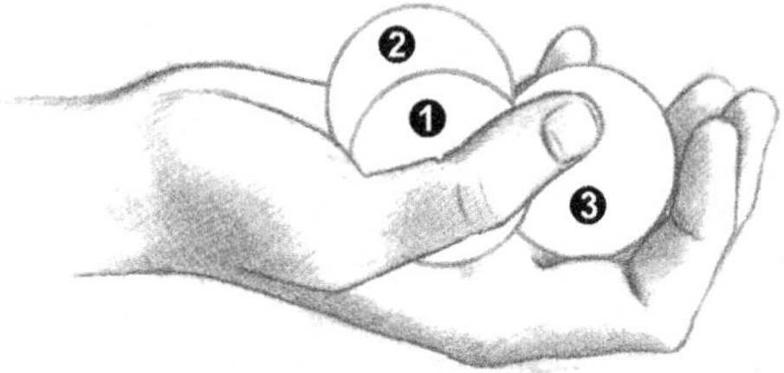

Posición inicial

girarlas hacia el sentido contrario. Aquí tiene algunas variaciones más:

- Con un movimiento combinado de los dedos anular, corazón y, sobre todo, índice, empuje la bola de más arriba hacia las dos de abajo. La bola debe «saltar» por encima de las otras dos.

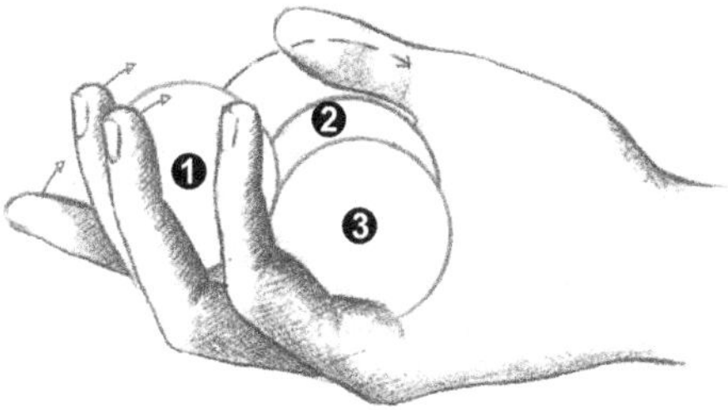

Empuje la bola de arriba por encima de las otras dos

• Haga el ejercicio anterior moviendo de forma alternativa las bolas ❷ y ❸ hacia la posición de arriba.

• Puede combinar los dos ejercicios anteriores con el básico. Por ejemplo: haga cinco rotaciones simples y luego el salto; o tres combinaciones hacia la derecha, pase la bola del meñique por encima de las otras dos, luego tres rotaciones hacia la izquierda y pase la bola del pulgar sobre las otras dos.

- Mantenga la bola del dedo meñique en su sitio mientras hace girar las otras dos bolas entre sí. Puede hacerlo hacia la derecha y hacia la izquierda. Repita el ejercicio pero, esta vez, mantenga quieta la bola del pulgar y haga girar las otras dos, y hágalo también hacia la derecha y hacia la izquierda.
- Practique con ambas manos. También puede probar a hacer los ejercicios con ambas manos a la vez. Una vez domine los ejercicios básicos en ambas direcciones, puede incrementar el nivel de dificultad con bolas más grandes. Recuerde que, cuanto más difícil sea el ejercicio, más intenso será su efecto.

PRÁCTICAS CON CUATRO BOLAS

Para practicar con cuatro bolas deberá elegir, una vez más, las más pequeñas. Las prácticas con cuatro bolas requieren un alto nivel de concentración, a la vez que una buena coordinación, ya que todos los dedos están obligados, en mayor o menor medida, a participar. No se sorprenda si se siente como un principiante, aunque domine ya las dos o tres bolas. La práctica lleva a la perfección y, si se concentra y logra una buena coordinación, este ejercicio le aportará grandes beneficios gracias, sobre todo, al peso añadido de las bolas.

Además de estimular las zonas reflejas de las manos, este ejercicio mejorará su circulación sanguínea y su coordinación nerviosa y muscular, especialmente en manos y brazos. También notará una mejora en su sistema nervioso central.

Ejercicio

Adopte la posición inicial que le resulte más cómoda y relajada, y coloque cuatro bolas Chi en una mano. Doble la mano hacia abajo, lo más lejos posible, levantando el lado del dedo meñique. Así evitará que las bolas caigan con facilidad, aunque, para empezar, también puede ayudarse de la otra mano para controlarlas.

Empiece el ejercicio con la mano que le sea más fácil. El movimiento suele ser más cómodo y sencillo cuando trabaja en el sentido de las agujas del reloj con la mano derecha, y en el sentido contrario, con la mano izquierda.

1 Abra la mano y doble un poco los dedos.

2 El pulgar debe empujar la bola que tiene más cerca hacia el meñique, por debajo de las otras dos. Como resultado de la presión del dedo pulgar, la bola que está debajo del meñique queda sujeta entre este y el anular.

3 La bola situada entre los dedos anular y corazón se desplaza hacia el índice. Debe controlar el movimiento de las dos bolas superiores doblando ligeramente los dedos meñique, anular y corazón consecutivamente.

4 El movimiento combinado entre el dedo índice y el pulgar desplaza la bola hacia el pulgar, que la recoge y empuja, sin interrupción, hacia el meñique. Esto le sitúa de nuevo en el paso 1.

Cuando tenga un control razonable del ejercicio y pueda hacerlo con ambas manos, podrá empezar a prestarle más atención al aspecto meditativo o hacer girar las bolas en la dirección contraria.

Recuerde que debe empezar siempre con ejercicios de calentamiento para evitar dolores musculares o calambres, y que tiene que realizarlos de la forma más relajada posible.

TAICHI Y *QI-GONG*

Igual que las bolas Chi, el taichi y el *qi-gong* son terapias chinas cuyas tradiciones se remontan a más de dos mil quinientos años, y su práctica es también de naturaleza preventiva.

Se considera el taichi (*tai* significa «grande», y *chi*, «origen») como la madre del yin y el *yang*. Sus ejercicios se caracterizan por movimientos lentos y fluidos que buscan el equilibrio entre el cuerpo y el espíritu. Como saben sus adeptos, la práctica regular del taichi, que requiere grandes dosis de disciplina, contribuye a una vida más larga y saludable.

El objetivo principal del taichi es la prevención de enfermedades, aunque también puede usarse para curar algunas de ellas, ya que los pacientes liberan tensiones y pueden, así, trabajar en la mejora de su salud física y bienestar general. Los ejercicios de taichi mejoran la fuerza física y la circulación sanguínea, corrigen posturas, aumentan la agilidad y la resistencia, y relajan el cuerpo y la mente. El taichi tiene un efecto de masaje en las articulaciones, que ayuda a prevenir la pérdida de movimiento causada por enfermedades como la artritis o el reumatismo.

Los movimientos están controlados por procesos ya estipulados, lentos, que provocan sensación de calma y ligereza. A mucha gente con problemas emocionales, el taichi los ayuda a aumentar la concentración, el autocontrol y la autoestima. Los beneficios del taichi son notables cuando se practica entre diez minutos y media hora todos los días.

El *qi-gong* es una combinación de concentración mental y ejercicios de respiración. Se desarrolló para contribuir a alimentar el fluido de energía *qi* en el cuerpo. El *qi-gong* ayuda a curar enfermedades como la depresión, la hipertensión, las inflamaciones de estómago y las úlceras. No comporta tanto movimiento como el taichi y es ideal para enfermedades crónicas.

El uso de las bolas Chi puede combinarse con el taichi para obtener mayores beneficios. Quienes estén familiarizados con el taichi comprenderán enseguida esta combinación, ya que la energía creada con las rotaciones de las bolas Chi puede dirigirse, con los movimientos de taichi, hacia todo el cuerpo.

El taichi es una forma de ejercicio físico complicada, difícil de aprender sin un profesor. Los ejercicios que presentamos a continuación son lo suficientemente simples para darle una idea de lo que es el taichi pero, si quiere profundizar más en su práctica, debe hacerlo con un instructor cualificado. La mayoría de las escuelas de artes marciales ofrecen clases de taichi.

Ejercicios de taichi

Haga los ejercicios de taichi respirando lentamente, natural, profunda, calmada, regular y rítmicamente. Las acciones de inspiración y espiración coinciden con muchos movimientos: en los que son hacia arriba o para estirarse deberá inspirar, mientras que en los movimientos hacia abajo o de contracción, tiene que espirar. Respire desde el diafragma o el estómago, ya que es más relajado, y colóquese de pie, en una posición cómoda, con el cuerpo relajado pero controlado. Relaje los músculos de la espalda, y deje caer los hombros y los codos.

Sus miembros son el foco de todos los movimientos, que deben ser ligeros y fluidos, y realizados con extrema lentitud. Cuando mueva los pies, imite los andares de los gatos, y cuando mueva los brazos, imagine que alguien los está cubriendo con tejidos de seda. Realice cada movimiento con total concentración, pero con el mínimo esfuerzo posible. Configúrese una imagen mental de los movimientos que está haciendo, y si empieza a sentir tensión, deténgase y sacúdase suavemente, o mueva los brazos a su alrededor y controle la respiración. Espere hasta que todo en su interior vuelva a calmarse y empiece de nuevo.

Postura básica

Colóquese en una posición relajada, con la cabeza recta, en línea con su columna vertebral, el cuerpo estirado,

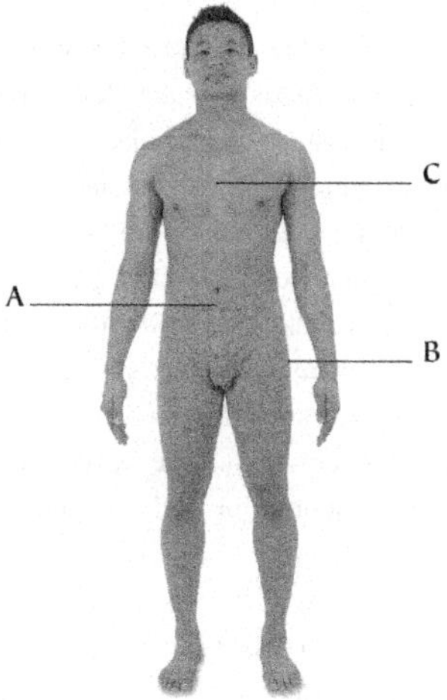

Posición básica del taichi

los hombros relajados y los brazos colgando a los lados. El cuerpo debe estar equilibrado, con los pies colocados en paralelo, sin contar el ancho de los hombros, y las rodillas ligeramente dobladas.

Centre su atención en el punto A (fíjese en la figura de la página anterior), justo debajo del ombligo. Asegúrese de que respira de forma relajada, profunda y regular.

«Envíe» su respiración a algunas partes del cuerpo. Imagine que su respiración fluye de un punto de su cuerpo a otro que usted ha elegido; por ejemplo, piense que su respiración entra por el punto A y va hacia el punto B. Si le cuesta concentrarse en ciertas partes del cuerpo durante los movimientos, o redirigir su respiración, decida los puntos en los que se concentrará antes de empezar, eligiendo primero los puntos fáciles. Por ejemplo, «inspire» desde la planta del pie y espire hacia la base de la columna, o desde el cuello hacia las manos, o desde las orejas hacia las caderas.

EJERCICIO 1 Desde la postura básica, inspire y espire durante uno o dos minutos tal como se describe en la página 129.

EJERCICIO 2 Inspire mientras desplaza sus antebrazos hacia el punto C. Mantenga esta posición durante un momento, y luego vuelva a bajar los brazos hacia la postura inicial mientras espira. Repita este ejercicio tres veces sin olvidar los principios básicos del taichi.

EJERCICIO 3 Empiece igual que en el ejercicio 2 pero, una vez los antebrazos estén en el punto C, estire los brazos hacia ambos lados. Desde esta posición, baje los brazos y colóquese en posición inicial mientras espira. Repita el ejercicio tres veces.

EJERCICIO 4 Empiece con el ejercicio 3 y, mientras estira los brazos (inspirando), cargue todo el peso en la pierna izquierda y estire la pierna derecha hacia atrás, en lo que se denomina la «posición del pájaro». Vuelva a la posición inicial mientras espira suave y lentamente. Cuando repita el ejercicio, apóyese en la pierna derecha. Alterne entre la pierna derecha y la izquierda tres veces.

Puede realizar estos ejercicios por separado o de forma sucesiva, pero son sólo cuatro ejercicios del enorme abanico de ejercicios de taichi que muchos expertos han descrito en varios libros. Encontrará más información en el capítulo «Lecturas complementarias» (*véanse páginas 164-165*).

Cuando vea que es capaz de realizar un ejercicio siguiendo los principios del taichi y que domina el manejo de las bolas, puede intentar combinar ambas prácticas.

Con dos bolas Chi en cada mano, realice los ejercicios de taichi descritos en las páginas 130 y 131 mientras hace girar las bolas. Verá que no es tarea fácil, y que algunas posturas de taichi, como la inicial, no favorecen demasiado la rotación de las bolas.

Pero no olvide que practicar el taichi y trabajar con bolas Chi no sirve para demostrar nada, sino que hay que hacerlo con tranquilidad y con la mente relajada. Practique sin prisas, y con el tiempo realizará los movimientos sin apenas esfuerzo.

BOLAS CHI Y PIES

Tal como explicamos en las páginas 70 a 75, los masajes en las plantas de los pies estimulan muchos puntos de acupresión y zonas reflejas y, por consiguiente, tienen muchos beneficios para la salud. El uso regular de las bolas Chi en los pies reforzará los músculos de estas partes del cuerpo, a la vez que provocará una mejor coordinación y sentido del equilibrio. Además, también puede mejorar la circulación de pies y piernas.

Siéntese cómodamente en un lugar elevado de manera que sólo los pies toquen el suelo y los muslos estén paralelos a la superficie. Asegúrese de que la temperatura del suelo es la adecuada para los pies descalzos. Coloque una manta o una toalla doblada en el suelo para una mayor comodidad y para evitar que las bolas giren de forma incontrolada y, en caso de vivir en un bloque de pisos, que los vecinos de abajo no se quejen demasiado.

Coloque una bola bajo un pie e intente realizar los tres ejercicios básicos: mueva la bola hacia delante; muévala hacia atrás, y gírela en círculos (en el sentido de las agujas del reloj, y en el sentido contrario). Intente hacerlos con un ritmo establecido y, al cabo de un rato, combínelos entre sí. Realice los ejercicios con el otro pie, y luego con ambos a la vez combinando las prácticas y siguiendo un buen ritmo.

Además de «tratar» los pies, puede centrarse en movimientos localizados en la punta del pie o en el talón. A medida que aumente la dificultad de los ejercicios, incrementará también su concentración y, por tanto, los beneficios serán más intensos.

Ejercicios con dos bolas para los pies

Puede usar dos bolas Chi en cada pie a la vez que realiza los ejercicios básicos con las manos.

- Coloque dos bolas debajo del puente de uno de los pies, y hágalas rodar hacia delante y hacia atrás manteniéndolas juntas. Si dispone de dos juegos de bolas Chi, puede hacer el ejercicio con ambos pies a la vez.
- Sitúe una bola debajo de la punta de uno de los pies y otra debajo del talón, y haga pequeños movimientos circulares.
- Ponga dos bolas en el lado interior de uno de los pies y, con la ayuda de la planta del otro pie, muévalas para que masajeen suavemente el lado del primer pie.

Aparte de estos masajes, existe otro ejercicio pensado para mejorar su destreza. Desplace una bola por el suelo hacia un lugar predeterminado o por una ruta concreta, moviéndola o empujándola como si fuera un jugador de fútbol. Tenga cuidado con el mobiliario, y no lo haga sobre un suelo liso. Vaya alternando con ambos pies, y utilice otras partes de los pies, como el lado interior y el exterior, o la punta y el talón.

Masajes y baños para los pies

Puede obtener mayores beneficios si combina el uso de las bolas Chi con un baño para los pies ya que, al entrar en contacto con el agua, estará estimulando la circulación. Tenga en cuenta que el uso de aditivos para el agua, como sales de baño, pueden tener un efecto corrosivo sobre las bolas. Incluso si utiliza agua embotellada, es recomendable secarlas después y frotarlas con un poco de aceite.

Ejercicios andando

Estos ejercicios son más eficaces si utiliza bolas Chi que repican, ya que mejoran el ritmo e incrementan el poder de concentración.

- Sostenga una o dos bolas en cada mano y deje que suenen rítmicamente con cada uno de los pasos que dé.
- Sujete dos bolas en cada mano y deje que choquen entre sí con cada uno de los pasos que dé.
- De forma rítmica y mientras anda, pase una bola de la mano izquierda a la derecha, y luego de la derecha a la izquierda.

- Ponga una bola en cada mano y, con las palmas hacia abajo, mueva un brazo hacia delante, suelte la bola y vuélvala a coger. Realice el ejercicio rítmicamente.
- Cuando vaya de paseo por una zona tranquila, llévese dos bolas de las que repican, colóqueselas contra las orejas de manera que no oiga nada y concéntrese en los tonos.
- Con dos bolas en cada mano, y los brazos relajados, haga girar las bolas rítmicamente siguiendo cada uno de los pasos que da.
- Repita el ejercicio anterior pero esta vez moviendo los brazos con cada uno de los pasos. Puede introducir variaciones moviendo ambos brazos al mismo tiempo, o pasándolos delante de su cuerpo y cruzándolos entre sí.

- Ande despacio. Inspire en el primer paso y, al mismo tiempo, gire las bolas como en los ejercicios básicos. Hágalo tres veces. Espire con el siguiente paso, y gire las bolas otras tres veces. Repítalo.

Cuando se realizan de forma rítmica y con concentración, estos ejercicios recuerdan mucho al taichi.

OTROS EJERCICIOS

Con una bola en cada mano, realice movimientos rítmicos (rotando las bolas o sacudiéndolas) e intente crear una melodía.

Puede lograr el mismo efecto si sujeta suavemente una bola Chi en la palma de la mano, con la palma boca arriba, y la lanza también hacia arriba. Es posible cambiar el ritmo sosteniendo la bola en la mano durante más tiempo, o lanzándola más lejos o menos.

Sujete firmemente dos bolas en cada mano y sacúdalas. Puede variar el ejercicio sujetando las bolas con más suavidad y dejando que se toquen en intervalos regulares; o puede hacer los ejercicios básicos a la vez que sacude las bolas. Otra variación consiste en sujetar una bola y lanzar la otra. Recuerde realizar siempre los ejercicios de forma rítmica.

Todos estos ejercicios pueden hacerse de pie o sentado pero, si dispone de espacio suficiente, también es posible acompañarlos con un baile improvisado. Lleve ropa cómoda e intente moverse lo más relajadamente posible, con un ritmo que le parezca adecuado y escuchando atentamente los sonidos.

Automasaje

Coja una bola con la mano derecha y presiónela contra la mejilla derecha, siempre manteniendo la mano abierta, ya que no debe utilizar los dedos en este ejercicio. Haga suficiente presión para mantener la bola en su sitio. Cierre los ojos y masajee toda la parte derecha de la cara con ligeros movimientos rotativos. No se deje ninguna zona, pero preste especial atención alrededor de los ojos. Cambie de mano y repita con la otra mitad de la cara.

El siguiente paso lógico es masajear el cuello. No se preocupe si, al masajear la zona de la mandíbula y el cuello, aumenta la producción de saliva.

Este masaje puede hacerse en cualquier parte accesible del cuerpo y no sólo ayuda a la circulación sanguínea, sino que también estimula los puntos de presión. Si los realiza correctamente y durante un buen periodo de tiempo, el resultado es una excelente sensación de relax. Disfrute, tómese su tiempo y recuerde que tras un masaje se recomienda un rato de descanso, ya que ayuda a encontrar el equilibrio.

Si el masaje le resulta desagradable o doloroso, no siga. Pare y pregúntese por qué puede ser. Recuerde que durante los masajes es indispensable adoptar una postura cómoda y estar tranquilo.

Masaje entre dos

También puede disfrutar de que otra persona le haga un masaje con bolas Chi. Asegúrese de que el ambiente es agradable y la temperatura también. Es mejor llevar poca ropa y realizar el masaje tras un baño o ducha caliente. Adopte una postura cómoda y cubra con una toalla las partes que no se masajearán.

Quien realice el masaje debe sujetar una bola Chi en cada mano y, con la palma de la mano, presionar el área que quiera tratar. Si acaba de tomar un baño caliente, la presión que se le aplique deberá ser menos intensa que en los tratamientos de acupresión. Las bolas pueden rodar en línea recta, o en pequeños o grandes círculos.

El masaje se iniciará por el cuello o por la espalda. Túmbese boca abajo, en una posición relajada, para que el masaje pueda hacerse en toda la zona alternando líneas rectas con círculos grandes o pequeños.

Por supuesto, también puede recibir masajes en el estómago, los brazos y las piernas. En el caso de las piernas, se le harán pequeños movimientos circulares desde los tobillos hasta las ingles, y luego se bajará haciendo líneas rectas. Puede repetirse varias veces, pero recuerde descansar un rato después del masaje.

Autoacupresión con bolas Chi

Puede usar las bolas Chi para realizar acupresión en zonas del cuerpo de difícil acceso, como el cuello o la espalda. Antes de intentarlo, es mejor saber un poco más sobre los puntos de acupresión, ya que debe tener mucho cuidado. El libro de F. C. Houston, *The healing benefits of acupressure* (Los beneficios curativos de la acupresión), es una excelente referencia para cuando empiece a explorar los puntos de acupresión. Si tiene dolores de espalda, consulte con un médico antes de probar con este sistema.

Coloque una almohada en el suelo y ponga las bolas Chi encima. Estírese sobre las bolas de manera que el peso de su cuerpo realice la presión de las bolas en los puntos de acupresión. Es importante que las bolas estén en una superficie blanda para evitar moratones cuando se eche encima (puede hacerlo en la cama o en un sofá si no se siente cómodo en el suelo). Si utiliza una superficie grande, puede doblar las rodillas de manera que los pies queden planos en el suelo o en la cama, y mover lentamente el cuerpo hacia arriba y hacia abajo para que las bolas se desplacen por la espalda.

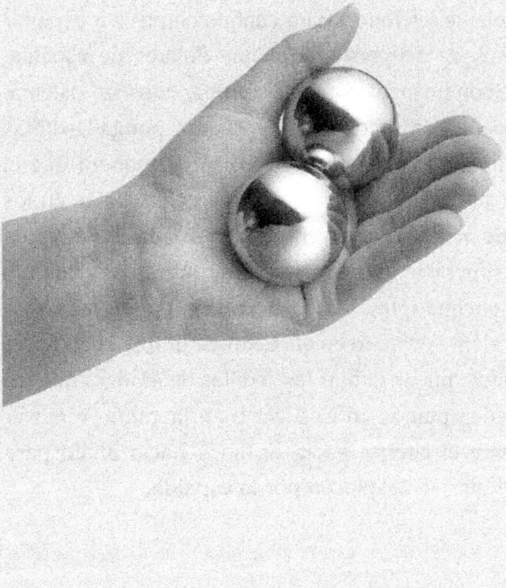

PERSPECTIVA HISTÓRICA

DINASTÍA MING (1368–1644)

En el año 1368, el emperador Togan Temur fue desterrado a Mongolia, y la empobrecida tierra de China pasó a manos de Hong Wu (1368-1396), momento en el que se inició la dinastía Ming.

Aunque hay casi mil años de diferencia entre el emperador Wu y el primer emperador de la dinastía Han, Han Gaozu (247-195 a. C.), a menudo se les ha comparado: ambos provenían de familias humildes, derrocaron regímenes tiránicos y establecieron nuevas y prósperas dinastías; ambos accedieron al trono gracias a sus excepcionales dotes de liderazgo combinadas con una inteligencia innata; además, ambas dinastías se caracterizaron por el elevado nivel de burocracia. Sin embargo, hubo también grandes diferencias, sobre todo en cuanto a la jerarquía oficial mencionada.

Han Gaozu temía desviarse del pesado gobierno burocrático que había caracterizado la dinastía Qin (210 a. C.). El emperador Ming Hong Wu se encontraba en una posición más fuerte, ya que había liderado el levantamiento nacional contra Togan Temur y, sin rivales ni incertidumbres políticas, su autoridad fue mayor que la de otros emperadores chinos, con la posible excepción de Qin Shi Huangdi (684-642 a. C.).

Las prósperas clases medias estaban encantadas con el destierro de Togan Temur, ya que habían sido muy maltratadas, y no dudaron en ocupar los importantes puestos de la burocracia Ming. Pronto quedó claro que no había lugar, en esta dinastía, para el antiguo orden establecido. El emperador gobernaba con la ayuda de un consejo de ministros que tenía labores de coordinación. El sistema burocrático funcionaba bien, pero por primera vez se alejaba del confucionismo, la filosofía de una vida equilibrada basada en una conducta recta, en el control y en la subordinación individual a los roles sociales.

Durante el periodo Ming los oficiales del sistema burocrático actuaron cada vez más de forma individual. Cuando el emperador empezó a dibujar las fronteras de su residencia (la Ciudad Prohibida), los conflictos entre los altos cargos llevaron al inicio de la era de los eunucos. Estos se convirtieron en intermediarios indispensables entre el emperador y el mundo exterior: cualquier civil que quisiera dirigirse al emperador debía hacerlo mediante los eunucos, lo que en poco tiempo les llevó a disfrutar de un gran poder.

El periodo Ming puede describirse como una época conservadora. Se colocaron enclaves estratégicos asignados a los colonialistas militares, quienes debían autoabastecerse. Cualquier contacto con extranjeros estaba estrictamente regulado y los forasteros (bárbaros) que visitaban China debían enviar emisarios a la corte. Debían mostrar su subordinación al emperador arrodillándose tres veces y tocando el suelo con la frente; también tenían que llevar regalos, productos de sus propias tierras. Este llamado sistema de tributos, utilizado en China desde la dinastía Ming, ha acarreado serios problemas durante siglos, sobre todo en las relaciones con Europa.

Aunque el comercio con el exterior descendió, seguramente debido al sistema de tributos, el comercio interior y los negocios aumentaron. Se introdujeron muchas reformas en la recaudación de impuestos, que debían pagarse en plata en lugar del usual pago «en especies». También se abolió el papel moneda.

Las pequeñas y grandes ciudades empezaron a crecer. China no era un país de grandes centros urbanos con impresionantes edificios. La mayoría de las construcciones eran bajas y, debido a esto, muchas veces se ha concluido, erróneamente, que China no era un país próspero.

La dinastía Ming se caracterizó por una vida social y cultural emergente, y fue notorio el desarrollo de la actividad literaria. Son muy famosas las notas de un peregrinaje al oeste escritas por Hsuan Tsang en *Hsi-yu-chi*. Otro importante trabajo es la enciclopedia imperial del periodo Yung-Lo, la *Yung-Lo ta-tien*. Originariamente había 11.000 copias escritas a mano, pero sólo han sobrevivido 400 volúmenes de los trabajos más importantes de distintas áreas. No es exagerado decir que las obras de Tang Xianzu sobre dramas familiares y conflictos sociales son comparables a las obras occidentales más famosas.

Las pinturas realizadas durante la dinastía Ming eran de un gran nivel técnico y se alimentaban de estilos antiguos. Evidentemente, los pintores oficiales de la corte estaban sujetos a estrictas normas.

Las novelas, pinturas y obras de arte en general evocan una imagen de prosperidad propia de la segunda mitad de la dinastía Ming.

Los grandes complejos residenciales construidos en esa época contaban con murallas y pesadas puertas; las casas eran una delicia para los ojos, adornadas con detalles de destellantes pinturas, mobiliario hecho con brillante palo de rosa, y ornamentos en jade y marfil. También floreció el arte de la cerámica. En general, los trabajos hechos durante el periodo Ming se caracterizaban por diseños robustos y sencillos, y a veces con un acabado casi improvisado. Esto se ve más concretamente en la porcelana blanca y azul, el trabajo por excelencia de esta dinastía, exportado a otros países orientales en grandes cantidades. En 1602 se exportó a Holanda, donde se conoció como porcelana «agrietada».

En las altas esferas económicas y sociales, la gente era muy erudita. Los niños de las familias ricas recibían una larga y estricta educación clásica desde los seis hasta los trece años, cuando debían pasar un examen nacional. Los que aprobaban obtenían trabajos remunerados en el sistema burocrático y ganaban estatus social. Obviamente, el arte de la impresión contribuyó a la distribución de muchas obras políticas, poéticas, históricas, técnicas y filosóficas.

No existían grandes diferencias entre la vida en las ciudades o en el campo y, debido a la enorme diversidad del campo chino, era difícil establecer una línea divisoria entre los campesinos y los señores de la tierra. Los granjeros chinos trabajaban duro, la tierra era fértil, y las distintas formas de ayudas en los casos de desastres naturales o cuando los bandidos amenazaban con arrasar los campos contribuyeron a varios siglos de prosperidad.

China tenía grandes templos budistas y taoístas, así como otros dedicados a las fuerzas de la naturaleza y a los antepasados, lugares sagrados para los seguidores de Confucio, mezquitas y sinagogas.

La escuela de filosofía de Wang Yang Ming fue muy influyente. Reaccionando a la doctrina ortodoxa del neoconfucionismo, Wang Yang Ming postulaba que el conocimiento debía extenderse mediante el estudio. Cada uno debía adquirir un conocimiento intuitivo mediante el estudio del propio *li*, o modelo de persona en el universo. Esto se caracterizaba por la meditación, y la moralidad individual se convirtió en el factor predominante.

Los opositores de Wang Yang Ming consideraban sus enseñanzas como una de las causas del declive de la dinastía Ming. Pero esta decadencia también podía atribuirse a la corrupción provocada por la pérdida de normas morales generales y el aumento de un individualismo desenfrenado.

Bolas Chi

Durante la dinastía Ming se empezaron a relacionar las bolas Chi con la salud, y es por eso que se considera este periodo como el momento en que las bolas se hicieron populares.

Los archivos de la fábrica Baoding, en la provincia de Hebei, nos cuentan los orígenes de las bolas, y nos revelan que durante la dinastía Han (26-220) se utilizaban nueces para entrenar las manos. No fue hasta la dinastía Sung (960-1279) cuando se empezaron a usar bolas reales.

Los practicantes de artes marciales demostraron la utilidad de las bolas Chi como armas, y los acróbatas las usaban para demostrar sus habilidades. Se dice que el uso de las bolas proporciona un poder mágico que realza la actividad física. El emperador Jia Jing (1522-1567) introdujo las bolas en su corte y estudió a fondo sus efectos.

Pero hay otra razón por la cual las bolas Chi se vinculan con la dinastía Ming. Hasta ese momento se habían utilizado bolas macizas pero, influenciados por la devoción a las bolas, se desarrolló un método para hacer unas huecas. Acababa de nacer la verdadera bola meridiana.

Cabe mencionar que unos siglos más tarde, el médico del emperador Qianlong (1736-1799), de la dinastía Qing, le recomendó al gobernante la práctica diaria de las bolas Chi.

Estaba tan sorprendido por los resultados que convirtió su uso en práctica cultural. Como resultado de ello, su fabricación llevó a producir verdaderas obras de arte. En la bola vacía se introdujo una segunda bola más pequeña y un pequeño muelle, de manera que cuando las bolas rodaban producían sonidos melodiosos.

El valor material de las bolas aumentó significativamente, y cada vez más gente empezó a utilizarlas. Tanto el emperador como su médico vivieron hasta edades muy avanzadas, lo que promovió aún más el uso de las bolas chinas curativas. Qianlong se convirtió en el emperador con el reinado más largo de la historia de China.

En China se valoraban mucho los poderes mágicos de las bolas, y se compraban tanto para uso doméstico como para hacer regalos a amigos y ancianos, deseándoles así salud o recuperación en caso de enfermedad. Todavía hoy es costumbre hacer rotar las bolas en la mano cuando paseas o recibes invitados. El manejo de las bolas Chi constituye una parte importante del sistema sanitario tradicional chino.

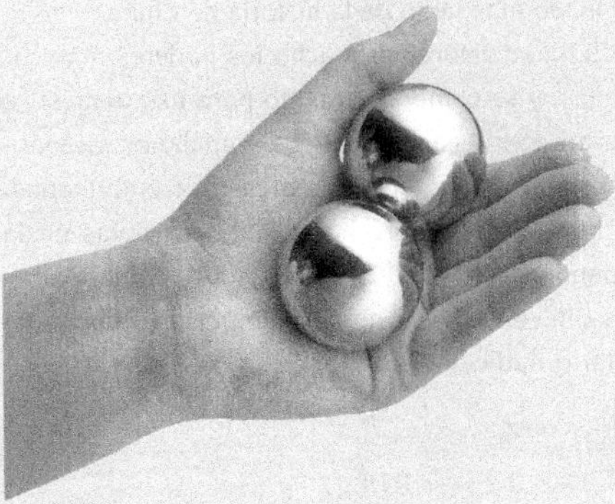

NOTAS Y LECTURAS COMPLEMENTARIAS

NOTAS DEL TEXTO

PÁGINA 10 Para un mayor conocimiento sobre los orígenes mágicos de los dados y los juegos en general, véase *Secret games of the gods* (Los juegos secretos de los dioses) de Nigel Pennick (York Beach: Samuel Weiser; 1989).

PÁGINA 28 Para más información sobre los cinco principios relacionados con el yin y el *yang*, véase *The theoretical foundations of chinese medicine systems of correspondence* (Fundamentos teóricos de los sistemas de correspondencia en la medicina china) de Manfred Porkert (Cambridge y Londres: MIT Press; 1974).

PÁGINA 48 Ilza Veith hizo una traducción de *The book of the yellow emperor* (El libro del emperador amarillo) titulada *Huang Ti Nei Chinff Su Wen: The yellow emperor's classic of internal medicine* (Berkeley y Los Ángeles: University of California Press; 1966).

PÁGINA 55 Para saber más sobre cuándo no hay que utilizar la acupresión, véase *Finger acupressure* (Acupresión de los dedos) de Pedro Chan, página 14 (Nueva York: Random House; 1985).

PÁGINA 156 Para profundizar en el concepto del *li*, véase *Tao: the watercourse way* (El camino del Tao) de Alan Watts, páginas 45 a 55 (Nueva York: Pantheon Books; 1975).

LECTURAS COMPLEMENTARIAS

CHIA, Mantak. *Chi: sistema taoísta de rejuvenecimiento.* Málaga: Sirio; 1990.

FENTON, Peter. *Shaolin Nei Jin Qi Gong.* York Beach, ME: Samuel Weiser; 1996.

GALANTE, Lawrence. *Tai Chi: the supreme ultimate.* York Beach, ME: Samuel Weiser; 1981.

GOODMAN, Saul. *The book of shiatsu*: Garden City, NY: Avery; 1990.

HOUSTON, P. C., F. C. *The healing benefits of acupressure: acupuncture without needles.* New Canaan, CT: Keats Publishing; 1991.

LEWIS, Judith y Richard LEVITON. *The complete book of reflexology remedies.* Englewood CLIFFS, NJ: Prentice Hall; 1996.

MCNAMARA, Rita J. *Toward balance: psycho-physical integration and vibrational therapy*, York Beach, ME: Samuel Weiser; 1989.

NORMAN, Laura y Thomas COWAN. *Reflexología del pie.* Madrid: MR Ediciones; 1991.

THIE, John. *Toque para la salud.* Montmeló: Vida Kinesiología, SCCL; 2003.

TURGEON, Madeleine. *Right brain-left brain reflexology: a self-help approach to balancing life's energies with color, sound, and pressure-point techniques.* Rochester, VT: Healing Arts; 1993.

WATTS, Alan. *El camino de Tao.* Barcelona: Kairós; 2004.

WILLIAMS, Tom. *Medicina china: acupuntura, fitoterapia, nutrición, chigong y meditación para la salud integral.* Madrid: Susaeta; 1997.

YANG, Jwing-Ming. *Masaje qigong chino: masaje general.* Villaviciosa Odón: Mirach; 1995.

YANG, Jwing-Ming. *La raíz del Chi Kung chino.* Villaviciosa Odón: Mirach; 1995.

ZHANG, Fuxing. *Handbook of t'ai chi Ch'uan exercises.* York Beach, ME: Samuel Weiser; 1996.

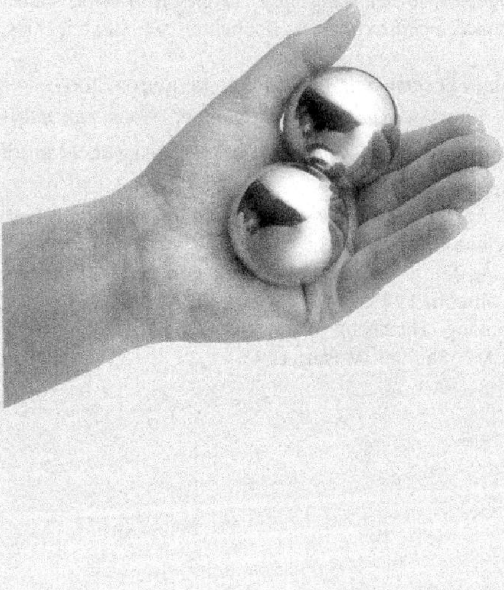

SU DIARIO DE SALUD

Al trabajar con las bolas Chi chinas, seguramente inventará sus propias maneras de jugar y ejercitar con ellas. Es probable que también note las diferencias e incluso las mejoras en su cuerpo y mente.

Puede ser una buena idea tomar nota de estas mejoras y, sobre todo, escribir sus propios descubrimientos y maneras de trabajar con las bolas.

En las siguientes páginas puede empezar con su propio libro de ejercicios y diario de salud.

Puede que el bienestar sea su permanente acompañante.

Made in the USA
Monee, IL
19 October 2026

66039197R00095